Dr. med. Afshin Seresti · Ratgeber zum Bandscheibenvorfall

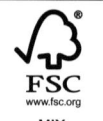

Dr. med. Afshin Seresti

Ratgeber zum Bandscheibenvorfall

Ursache, Diagnose, Therapie

Die Ratschläge in diesem Buch wurden vom Autor sorgfältig geprüft, dennoch kann eine Garantie nicht übernommen werden. Das Buch darf nicht zur Selbstdiagnose oder -behandlung verwendet werden und kann einen Arztbesuch nicht ersetzen. Eine Haftung des Autors für Personen-, Sach- und Vermögensschaden ist ausgeschlossen.

© 2015 Dr. med. Afshin Seresti
Satz, Umschlaggestaltung: Buch&media GmbH, München
unter Verwendung einer Illustration von Elaheh Seresti
Herstellung und Verlag: BoD –Books on Demand
ISBN 978-3-7386-7691-4
Printed in Germany

gewidmet meinen Nichten Hiva und Shokouh

Vorwort

Liebe Leserin, lieber Leser,

akute und chronische Rückenschmerzen gehören zu den häufigsten Leiden in unserer Gesellschaft. Ob nun Ischias, Hexenschuss oder Bandscheibenvorfall – längst sind sie zur Volkskrankheit Nummer eins geworden und stellen wegen ihrer oft kostenintensiven Behandlung eine starke Belastung des öffentlich finanzierten Gesundheitssystems dar. In hausärztlichen Praxen gehören diese zu den häufigsten Gründen, weshalb Patienten einen Arzt aufsuchen.

Das vorliegende Buch hilft Ihnen als interessiertem Patienten den komplizierten Aufbau der Wirbelsäule und ihre Funktion zu verstehen und die wichtigsten Behandlungsmethoden der bandscheibenbedingten Erkrankungen zu begreifen. Bei den Bemühungen geht es darum, Sie möglichst detailliert über Ihre Krankheit »Bandscheibenvorfall« aufzuklären und so können Sie als informierter Patient mitentscheiden, was für Sie gut und richtig ist. Für die Illustration bedanke ich mich bei Frau Elaheh Seresti. Für Anregungen, Kritik und Hinweise auf Verbesserung bin ich dankbar.

Dr. med. Afshin Seresti   Frankfurt am Main, 2015

Inhalt

	Vorwort	7
1.	Einleitung	13
2.	Anatomie des Rückens	17
2.1	Wirbel	20
2.2	Halswirbelsäule	21
2.3	Brustwirbelsäule	24
2.4	Lendenwirbelsäule	25
2.5	Kreuzbein und Steißbein	26
2.6	Bandscheibe	27
2.7	Bewegungssegment	29
2.8	Bänder	30
2.9	Rückenmuskeln	32
2.10	Rückenmark und Spinalnerv	37
2.11	Dermatom	39
3.	Einteilung der Bandscheibenveränderungen	43
3.1	Symptom Schmerz	46
3.2	Symptom Sensibilitätsstörung	47
3.3	Symptom Muskelschwäche oder -lähmungen	47
3.4	Symptom Reflexabschwächung oder -ausfall	47
3.5	Symptom Blasen-Mastdarm-Störung	48
3.6	Symptome bei einem Bandscheibenvorfall der Halswirbelsäule	48
3.7	Symptome bei einem Bandscheibenvorfall der Brustwirbelsäule	49
3.8	Symptome bei einem Bandscheibenvorfall der Lendenwirbelsäule	50
4.	Körperliche Untersuchung	53
4.1	Anamnese	53

4.2	Inspektion	53
4.3	Palpation	54
4.4	Beurteilung der Halswirbelsäule	54
4.5	Beweglichkeit der Brust- und Lendenwirbelsäule	55
4.6	Beckenstand	56
4.7	Neurologische Untersuchung	57
4.7.1	Prüfung des Stand- und Gangbildes	57
4.7.2	Prüfung der Muskelkraft	57
4.7.3	Prüfung der Sensibilität	58
4.7.4	Prüfung der Reflexe	58
4.7.5	Nervendehnungszeichen	62
5.	**Bildgebende Verfahren**	**65**
5.1	Röntgenuntersuchung	65
5.2	Funktionsaufnahme	66
5.3	Computertomografie	67
5.4	Kernspintomografie	68
5.5	Myelografie	69
6.	**Therapie von Bandscheibenvorfällen**	**73**
6.1	Therapie zervikaler Bandscheibenvorfälle	73
6.2	Therapie thorakaler Bandscheibenvorfälle	76
6.3	Therapie lumbaler Bandscheibenvorfälle	77
	Glossar	85

1
Einleitung

1. Einleitung

Rückenschmerzen zählen in den Industrienationen zu den häufigsten Beschwerden aufgrund derer eine ärztliche Therapie in Anspruch genommen wird. Sie gehören zu den häufigsten Gründen für Arztbesuche. Die Ursache dieser Beschwerden sind häufig Bewegungsmangel und Fehlbelastungen in Beruf und Freizeit. Die Ursache von Rückenbeschwerden kann man möglicherweise so erklären, dass dabei in der Regel mehrere Faktoren gleichzeitig oder nacheinander wirksam sind. Diese Faktoren wirken parallel in bestimmten Berufsgruppen. Das erklärt schon die hohe Krankheitshäufigkeit von Rückenbeschwerden in bestimmten Bereichen der Arbeitswelt. Die Kreuzschmerzleiden sind größtenteils nicht schwerwiegend und können mit einfachen Mitteln behandelt werden, aber trotz allem führen in unserer Gesellschaft häufige Arbeitsausfälle und die Beanspruchung unseres Gesundheitssystems zu hohen Kosten. Für Deutschland liegen erste Schätzungen direkter und indirekter Kosten bei 17 Mrd. €/Jahr.

Kreuzschmerz (bzw. Hexenschuss) und Schmerzen des Hüftnervs (bzw. Ischiasnerv) ist ein bekanntes Krankheitsbild seit dem Altertum. Hippokrates beschrieb 460–377 v. Chr. ein Hüftweh am Ende des Steißes mit Ausstrahlung in den Schenkel.

Dieses Krankheitsbild wurde aber erst im 19. Jahrhundert genauer untersucht. Der eigentliche Durchbruch zur Erkennung der Ursache von Bandscheibenvorfällen durch Druck der ausgestoßenen Bandscheibenanteile auf Nervenwurzeln wurde erst Mitte des 20. Jahrhunderts (1934) beschrieben. Seit 1947 ist die offene operative Entfernung der ausgestoßenen Bandscheibenanteile als Standardeingriff in den Kliniken eingeführt und seit den 70er Jahren ist dieser Eingriff durch die Einführung von Mikroskopen noch weiter verfeinert. Das führte zu viel präziseren Eingriffen, und die Patienten profitieren davon, weil sie das Krankenhaus früher verlassen können.

Es soll hier erwähnt werden, dass in der letzten Zeit eine Reihe von Operationen mit kleinster Verletzung von Haut und Weichteilen als sogenannte minimalinvasive Operationen entwickelt wurden. Diesen Verfahren liegen ganz unterschiedliche Konzepte zugrunde, sodass sie – unkritisch durchgeführt – überfordert werden. Untersuchungen zu Vorteilen oder Nachteilen fehlen weitgehend, sodass die Operationen jeweils der persönlichen Einschätzung des Operateurs überlassen sind. Durch entsprechende Untersuchungen lässt sich eindeutig zeigen, dass die offenen Operationstechniken ihre Bedeutung heute noch nicht verloren haben und noch als Standardverfahren bei der Therapie von Bandscheibenvorfällen eingesetzt werden.

2

Anatomie des Rückens

2. Anatomie des Rückens

Es ist erforderlich, sich im Groben mit der allgemeinen Anatomie, Physiologie und Biomechanik der Wirbelsäule auseinanderzusetzen, um die Vorgänge eines Bandscheibenvorfalls mit nachfolgender Nervenkompression, Schmerzen und eventueller Lähmungen leichter nachvollziehen zu können.

Die Wirbelsäule (lat. *Columna vertebralis*) ist beim Menschen Achse des Körpers und Grundlage für einen aufrechten Gang. Diese Achse ist nicht starr und gerade, sondern doppelt s-förmig gekrümmt (bei Vierfüßlern einfach s-förmig) und durch die vielen Gelenke und Wirbelgelenke und Bandscheiben beweglich.

Diese Beweglichkeit ist in verschiedenen Abschnitten dieser Achse unterschiedlich ausgeprägt und das verleiht der Wirbelsäule eine gewisse Flexibilität. Die nötige Festigkeit bekommt dieser Stab durch Bänder und Muskulaturen.

Die Wirbelsäule bildet ferner einen Kanal für das Rückenmark. Das Rückenmark ist ein sehr empfindlicher Teil des menschlichen Körpers, weil Heilungsvorgänge in ihm sehr begrenzt möglich sind. Deshalb wird das Rückenmark schützend von Knochen umschlossen. Außerdem trägt die Wirbelsäule die Last des Körpers und ermöglicht die Bewegung des Rumpfes, des Kopfes und die aufrechte Haltung.

Die Wirbelsäule des Menschen besteht aus 32 bis 34 Wirbeln und teilt sich in fünf Abschnitte:

- Halswirbelsäule (HWS): 7 Halswirbel: C_1–C_7
- Brustwirbel (BWS): 12 Brustwirbel: Th_1–Th_{12}
- Lendenwirbel (LWS): 5 LWS: L_1–L_5
- Kreuzbein: 5 miteinander verschmolzene Kreuzbeinwirbel: S_1–S_5
- Steißbein: 3–5 zurückgebildete Steißwirbel: Co_1–Co_3 (-5)

Die fünf Kreuzwirbel und zwei bis fünf Steißwirbel verschmelzen beim Kind bis zum Wachstumsende jeweils zu einem Knochen (*Kreuzbein und Steißbein*). Deshalb sagt man, dass die Wirbelsäule aus 24 freien Wirbeln besteht.

Zwischen den Wirbeln ist eine Bandscheibe als eine flexible, knorpelige Verbindung. Zwischen dem Schädel und dem ersten Halswirbel (Atlas) sowie zwischen dem ersten und zweiten Halswirbel (Axis) gibt es keine Bandscheiben. Die Bandscheiben machen etwa 25 Prozent der Gesamtlänge der Wirbelsäule aus.

Entsprechend der Belastung nimmt die Größe der Wirbelkörper von oben nach unten zu, weil die untere Wirbelsäule mehr an Gewicht tragen muss. Die Wirbelsäule des Menschen von der Seite betrachtet hat eine doppelte s-förmige Biegung. Halswirbelsäule und Lendenwirbelsäule haben eine Biegung nach innen (*konkav*) und Brustwirbelsäule, Kreuzbein und Steißbein haben eine Biegung nach außen (*konvex*). Die doppelte S-Form der Wirbelsäule ermöglicht es, dass Stöße und Erschütterungen federnd abgefangen werden.

Anatomie des Rückens

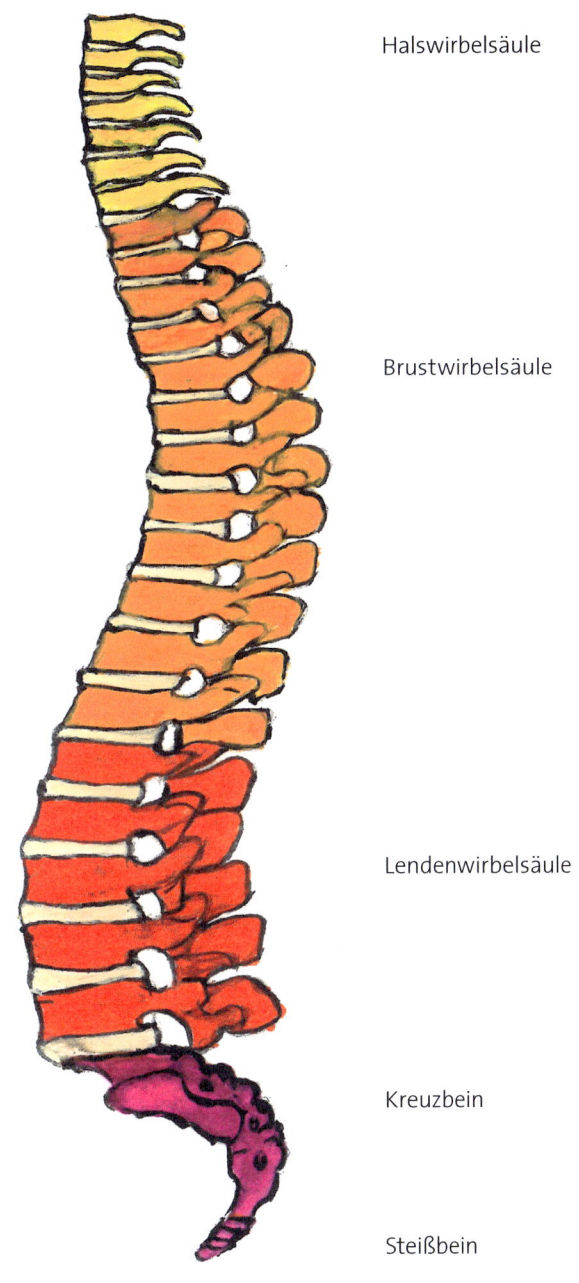

Halswirbelsäule

Brustwirbelsäule

Lendenwirbelsäule

Kreuzbein

Steißbein

Wirbelsäule

2.1 Wirbel

Der einzelne Wirbel besteht im Wesentlichen mit Ausnahme der ersten Wirbel (Atlas) vorne aus einem Wirbelkörper (ovaler Knochenblock), der auf der Außenseite eine dünne harte Knochenschale (Compacta) hat und innen einen relativ weichen Knochen, der in einem dreidimensionalen Geflecht angeordnet ist (Spongiosa). Diese Knochenstruktur dient sowohl der Gewichtseinsparung als auch einer optimalen Kraftübertragung. Der Wirbelkörper wird von oben nach unten (von der Halswirbelsäule zu den Lumbalwirbeln) größer, da er entsprechend dem Gewicht mehr tragen muss.

Am Wirbel unterscheidet man:

- Wirbelkörper
- Wirbelbogen
- Fortsätze

Das massive Vorderstück des Wirbelkörpers zieht den Wirbelbogen als eine ringförmige Knochenleiste nach hinten und bildet mit dem Wirbelkörper den sogenannten Wirbelkanal (Spinalkanal). Es gehen vom Wirbelbogen mehrere Fortsätze (Processus), ein sogenannter Dornfortsatz (nach hinten), zwei Querfortsätze (zur Seite) und vier Gelenkfortsätze (je zwei nach oben und unten) ab. Zwischen Dornfortsatz und Querfortsätze spannt sich die Rückenmuskulatur. Gelenkfortsätze zweier benachbarter Wirbel bilden die Wirbelbogengelenke. Das Rückenmark verläuft geschützt durch die Bögen im Wirbelkanal. Zwischen den Wirbelbögen bleibt eine seitliche Öffnung (Foramen interverebtrale). Durch diese Öffnung treten Spinalnerven aus der Wirbelsäule.

Im Wirbelkanal ist das Rückenmark in verschiedenen Hüllen eingelagert. Diese komplizierte Verpackung und Aufhängung des Rückenmarks zeigt, dass es sich um ein sehr empfindliches Organ handelt, welches von der Natur entsprechend geschützt wird. Das Rückenmark ist die »Haupt-Nervenleitung« vom Hirn zu den Organen und umgekehrt.

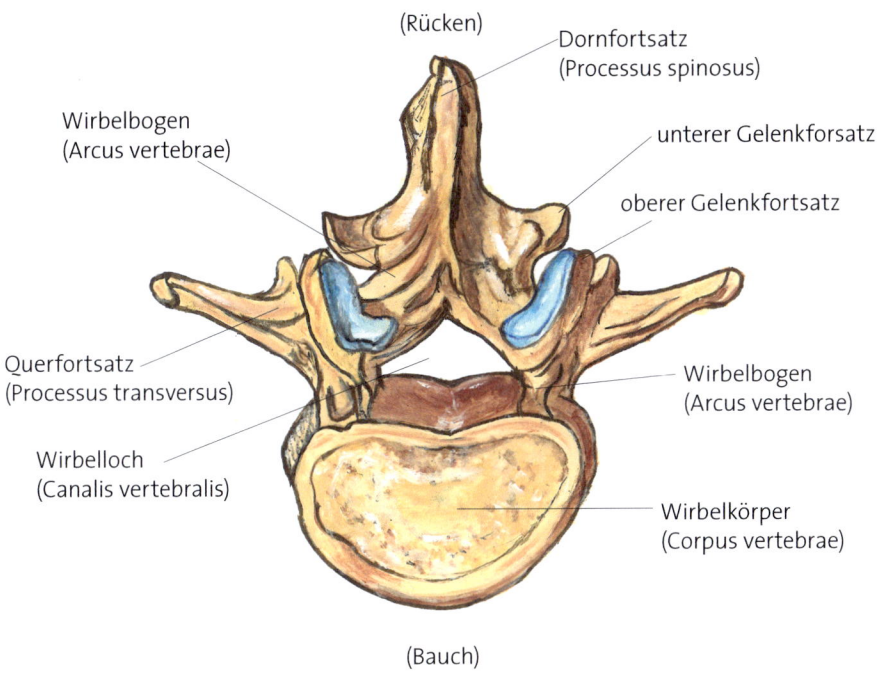

2.2 Halswirbelsäule

Die Halswirbelsäule (HWS) besteht aus 7 Wirbeln. Der erste und der zweite Halswirbel unterscheiden sich in ihrem Aussehen stark von den anderen Halswirbeln. Der erste Halswirbel heißt »ATLAS« und es fehlt ihm Wirbelkörper und Dornfortsatz. Seine Aufgabe ist es, unseren fünf bis acht Kilogramm schweren Kopf zu tragen.

Der zweiten Halswirbel heißt »AXIS« und stammt aus dem Griechischen und bedeutet »Achse«. Der Wirbelkörper des zweite Halswirbels (»AXIS«) ist relativ klein und auf seiner Oberseite ist der Dorn des Axis »*Dens Axis*« als eine zahnartige, nach oben hervorragende Struktur zu sehen. Im Vergleich zu anderen Wirbeln der Wirbelsäule tragen *ATLAS* und *AXIS* weniger Gewicht, sind dafür aber sehr beweglich.

Erster Halswirbel (*ATLAS*) und zweiter Halswirbel (*AXIS*) sind beim Aufbau der Kopfgelenke beteiligt. Die Gelenke sind eine bewegliche Verbindung von zwei oder mehreren Knochen. Als *Kopfgelenke* werden das Gelenk zwischen dem Hinterhauptsbein des Schädels (*Os Occipitale*), erstem Halswirbel (*ATLAS*) sowie die Gelenke zwischen erstem Halswirbel (*ATLAS*) und zweitem Halswirbel (*AXIS*) bezeichnet und bewirken die Bewegung des Kopfes in alle drei Raumachsen.

Die nach unten gezählten dritten bis sechsten Halswirbel sind einander sehr ähnlich. Der siebte Halswirbel ist der letzte Halswirbel und besitzt einen langen Dornfortsatz, sodass er durch die Haut am unteren Nacken getastet werden kann.

Die Wirbelgelenke der Halswirbelsäule haben eine sehr schlaffe Gelenkkapsel. Das ermöglicht ein Höchstmaß an Bewegungsfreiheit des Kopfes.

Der erste Halswirbel

Atlas (C1)

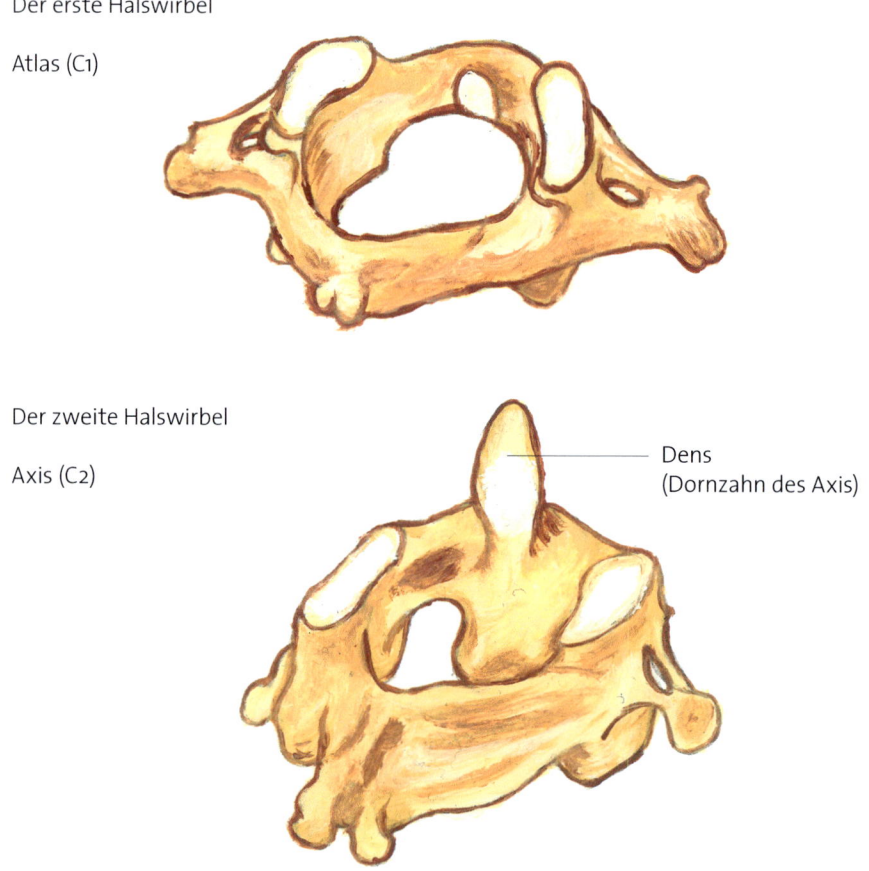

Der zweite Halswirbel

Axis (C2)

Dens
(Dornzahn des Axis)

Halswirbelsäule

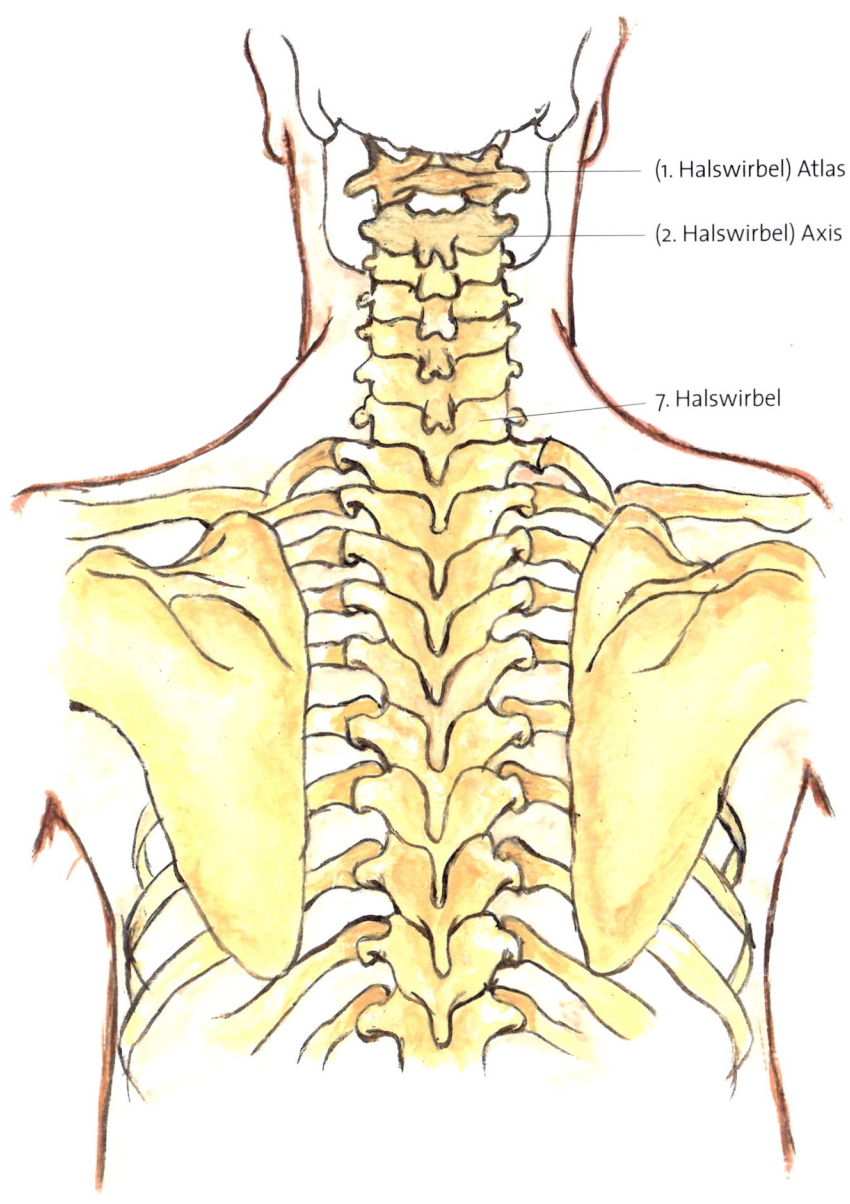

2.3 Brustwirbelsäule

Der zweite Wirbelsäulenabschnitt besteht aus den zwölf Brustwirbeln (BWS) zwischen Halswirbelsäule (HWS) und Lendenwirbelsäule (LWS). Die Brustwirbel sind rund und bieten an ihren Wirbelkörpern und den Querfortsätzen Gelenkfläche für die Rippen. Die Stellung der einzelnen Gelenkflächen der Wirbel macht eine Rotation nach links oder rechts möglich. Das Vorneigen ist nicht gut möglich, eine Streckung ist fast unmöglich.

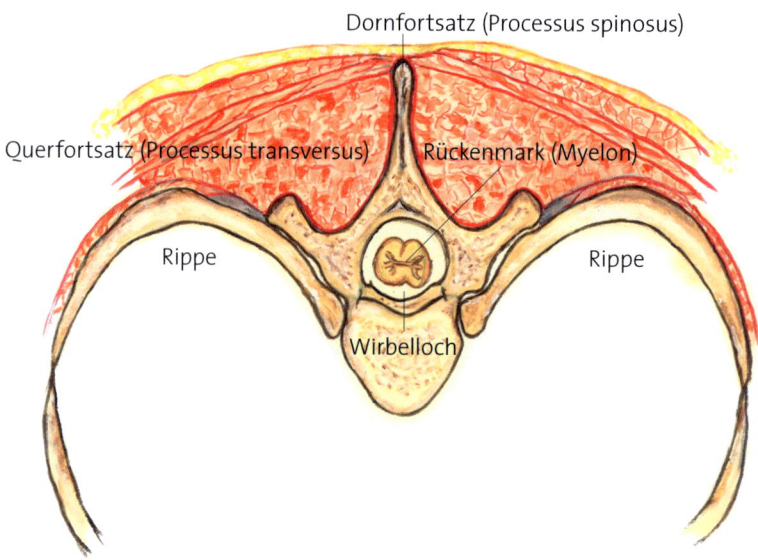

Querschnitt durch einen Brustwirbel

2.4 Lendenwirbelsäule

Die Lendenwirbelsäule (LWS) besteht aus fünf Wirbeln und ist der Abschnitt der Wirbelsäule zwischen der Brustwirbelsäule und dem Kreuzbein, die von oben nach unten größer wird. Die Lendenwirbelsäule trägt den höchsten Gewichtsanteil unseres Rumpfes und gibt das Gewicht an das Kreuzbein weiter. Die starke Belastung der Lendenwirbelsäule führt zu einer erhöhten Abnutzung ihrer Bandscheiben und der angrenzenden Wirbelkörper.

Die Gelenkfortsätze in der Lendenwirbelsäule stehen parallel zur Körperachse. Das ermöglicht ein gutes Beugen und Strecken, aber nur eine stark eingeschränkte Drehung. Die Gelenkkapsel ist in den Lendenwirbelsäulen besonders straff.

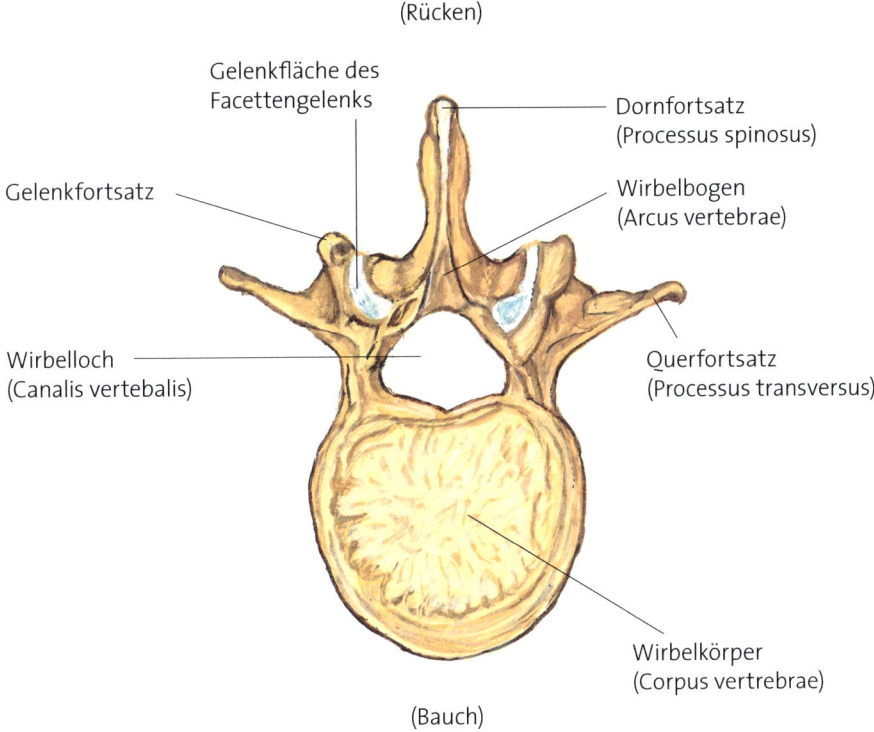

2.5 Kreuzbein und Steißbein

Die fünf Wirbel des Kreuzbeines (lat. *Os sacrum*) verschmelzen bis zum Wachstumsende miteinander, sodass sich eine Knocheneinheit bildet. Das Kreuzbein ist mit Darmbein des Beckens gelenkig verbunden. Dieses Kreuz-Darmbein-Gelenk (*Iliosakralgelenk*) ist ein straffes, wenig bewegliches Gelenk. Das Steißbein dient verschiedenen Muskeln und Bändern des Beckens als Ansatzpunkt.

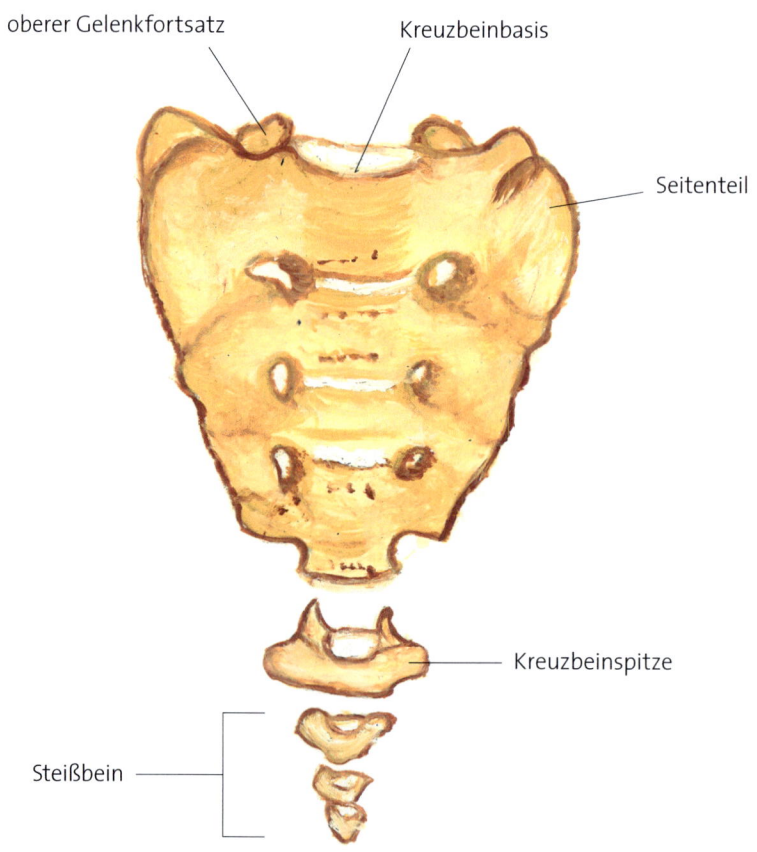

2.6 Bandscheibe

Zwischen zwei benachbarten Wirbelkörpern liegt immer eine Bandscheibe (lat. Discus intervertebralis) nur mit Ausnahme des ersten (ATLAS) und zweiten (AXIS) Halswirbels und dem Kreuz-Steißbeinwirbel, die miteinander verschmolzen sind.

Bandscheiben bestehen aus einem Bindegewebe mit einem relativ festen äußeren elastischen Faserring (*Anulus Fibrosus*) und einem krebsfleischähnlichen inneren Kern (*Nucleus Pulposus*).

Diese beiden Strukturen sind fest miteinander verwachsen. Der Kern der Bandscheibe hat aufgrund seines hohen Wassergehalts eine Pufferfunktion und überträgt den Druck gleichmäßig auf den Wirbelkörper. Es gibt Untersuchungen, die zeigen, dass die äußere elastische Ringstruktur schon ab dem 20. Lebensjahr den degenerativen Veränderungen unterworfen sein kann. Solche Veränderungen führen dazu, dass der Kern nicht mit gleicher Festigkeit in seiner Zentralposition gehalten werden kann.

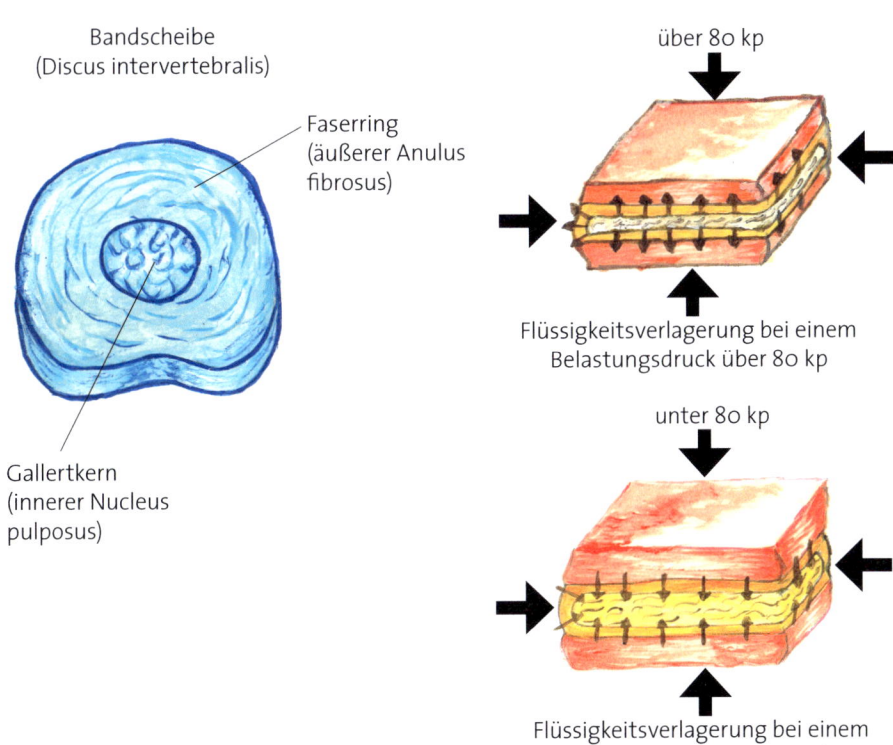

Die Bandscheiben werden im Säuglingsalter noch von Blutgefäßen versorgt. Unter dem Einfluss des aufrechten Ganges beim Menschen verschließen sich die Blutgefäße. Die Grundlage der Ernährung ist dann das osmotische System[1] der Bandscheibe. Dieses besteht aus dem Bandscheibeninneren einerseits, das ein stark wasseranziehendes Gemisch von großen Molekülen enthält, und den Wirbelkörpern sowie dem die Wirbelsäule umgebenden Gewebe andererseits.

Beide Bereiche werden durch eine halbdurchlässige Schicht getrennt, die zwar Flüssigkeit, aber keine großen Moleküle hindurchtreten lässt.

An dieser Grenzfläche treffen zwei Druckkräfte aufeinander: der osmotische oder Ansaugdruck, mit dem große Moleküle die Flüssigkeit durch die halbdurchlässige Schicht in das Bandscheibeninnere hineinziehen, und der äußere Belastungsdruck (mechanischer Druck), mit dem die Flüssigkeit aus dem Bandscheibeninneren herausgepresst wird. Bei einem äußeren Belastungsdruck von ca. 80 Kilopascal (kPa) halten sich osmotischer und mechanischer Druck die Waage, die osmotische Flüssigkeitsbewegung kommt zum Stillstand. Dies hat eine große praktische Bedeutung, weil fast alle Alltagsbelastungen mit einem Belastungsdruck von mehr als 80 Kilopascal (kPa) verbunden sind. Eine optimale Bandscheibenernährung kann daher nur durch regelmäßige Bewegung mit Wechsel zwischen Druckbelastung und Entlastung der Bandscheibe erreicht werden. Mit dem Alter nimmt der Flüssigkeitsgehalt der Bandscheibe ab, die örtlichen Stoffwechselbedingungen und somit die Belastbarkeit der Wirbelsäule verschlechtern sich.

---

[1] *Osmose:* (*ōsmós* = Eindringen) wird in den Naturwissenschaften der gerichtete Fluss von Molekülen durch eine semipermeable (auch: selektiv permeable) Membran bezeichnet. Osmose ist für viele Abläufe in der Natur von Bedeutung.

2.7 Bewegungssegment *(»funktional Spinal unit«)*

Die kleinste funktionale Einheit der Wirbelsäule wird Bewegungssegment genannt.

Ein Bewegungssegment besteht aus zwei benachbarten Wirbeln gemeinsam mit der dazwischenliegenden Bandscheibe, den entsprechenden Bändern und auch verbindenden Muskeln. Die Bandscheiben und der Bänderapparat stehen in einem funktionellen Gleichgewicht. Man spricht von einem diskoligamentären Gleichgewicht. Alle Strukturen im Bewegungssegment sind sehr sensibel und können für Schmerzen an der Wirbelsäule verantwortlich sein. Die Ursache für Wirbelsäulenschmerzen ist häufig die Kombination von diesen Strukturen. Die funktionelle Zusammengehörigkeit dieser Strukturen ist so eng, dass die Veränderungen in einem die jeweils anderen Strukturen im Bewegungssegment mitbetreffen.

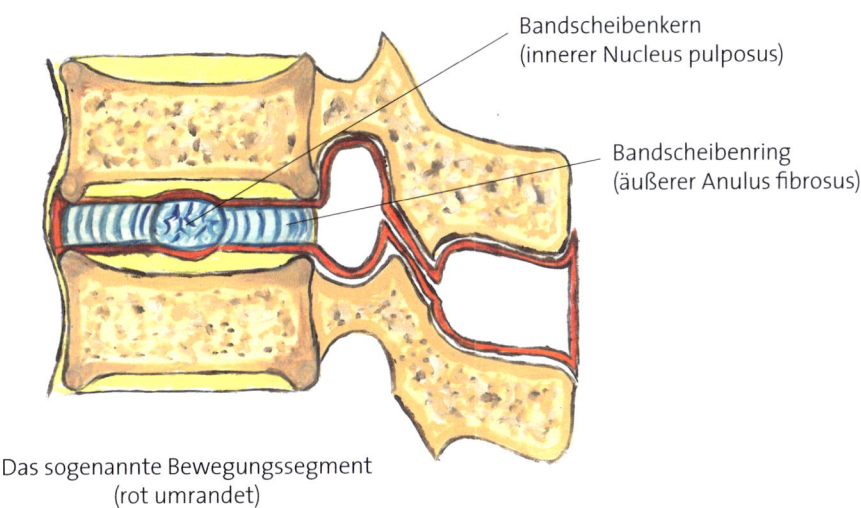

Das sogenannte Bewegungssegment
(rot umrandet)

2.8 Bänder *(lat. Ligamenta)*

Die Bänder verleihen der Wirbelsäule Halt und eine gewisse Stabilität, die sich über ihre gesamte Länge erstrecken.

Die Bänder erstrecken sich:

1. zwischen den Wirbelkörpern

   Das vordere Längsband (lat. *Lig. Longitudinale anterius*) zieht über die Vorderseite der Wirbelkörper und stellt eine stabilisierende Grenze der Wirbelsäule in Richtung Bauchraum dar.

   Das hintere Längsband (lat. *Lig. Longitudinale Posterius*) zieht über die hintere Fläche der Wirbelkörper und kleidet den Wirbelkanal in seinem vorderen Bereich aus und sichert die Bandscheiben gegen die Verlagerung nach hinten in den Wirbelkanal.

2. zwischen den Wirbelbögen

   Den Raum zwischen den einzelnen Wirbelbögen nimmt das gelbe Band (lat. *Lig. Flava*) ein. Die gelben Bänder verhindern zusammen mit der Rückenmuskulatur ein Vornüberkippen der Wirbelsäule. Die gelben Bänder bestehen ausschließlich aus elastischen Fasern und sind für den Operateur auf dem Weg zur vorgefallenen Bandscheibe eine wichtige Struktur, die er teilweise entfernen muss.

3. zwischen den Quer- und Dornfortsätzen

   Bei der Wirbelsäule sieht man ein System von Bändern (lat. Ligamenta), die die Querfortsätze und Dornfortsätze der Wirbelsäule miteinander verbinden.

   1. Lig. interspinale: zwischen benachbarten Dornfortsätzen verlaufend
   2. Lig. intertransversaria: zwischen benachbarten Querfortsätzen ausgespannt
   3. Lig. Nuchae: Nackenband verbindet im Halsbereich Hinterhauptbein des Kopfes und Dornfortsatzspitzen untereinander

Es gibt auch einen sogenannten Überdornfortsatzband (Lig. *Supraspinatus*), das sich über alle Dornfortsätze erstreckt. Es ist das am weitesten hinten gelegene Band.

Die Bänder (Ligamenta) verleihen der Wirbelsäule Stabilität und werden natürlich durch zahlreiche Rückenmuskeln in ihrer Funktion unterstützt.

Bänder

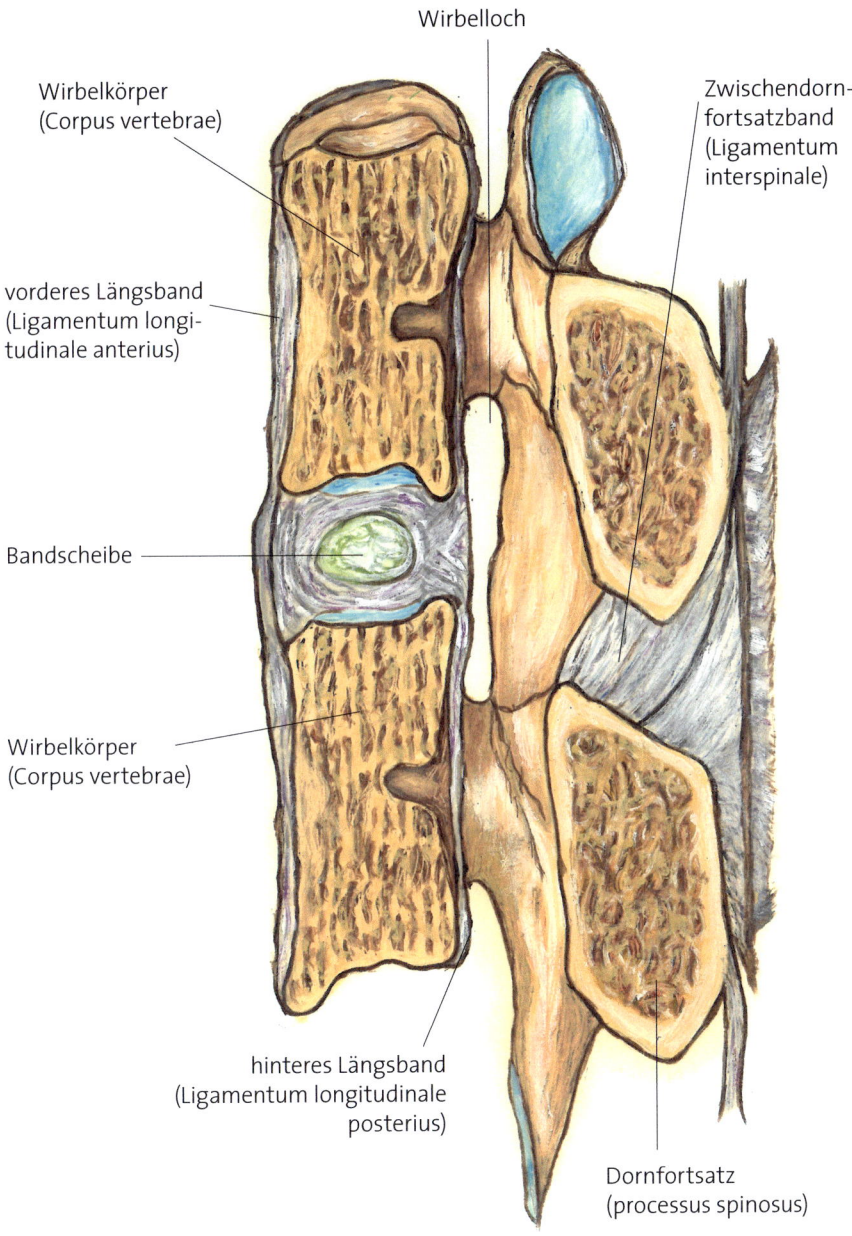

2.9 Rückenmuskeln

Die Wirbelsäule ist von Rückenmuskulaturen umgeben. Die Gesamtheit der Rückenmuskulatur dient der Stellungskorrektur der Wirbelsäule im Raum und dem Ausgleich der von außen auf den Körper einwirkenden Kräfte. Die Rückenmuskulatur bildet ein Gegengewicht zur Schwerkraft. So ermöglicht sie dem Mensch einen aufrechten Gang, ohne dass das Gewicht von Brust- und Baucheingeweiden ihn sofort nach vorne umfallen lässt. Die Muskeln sind in mehreren Schichten angeordnet. Man teilt die Rückenmuskeln in oberflächliche und tiefe ein:

Die oberflächlichen Rückenmuskeln lassen sich in drei Gruppen einteilen:
1. Rumpf-Arm-Muskel
2. Rumpfgürtel-Muskel
3. Wirbelsäule-Rippen-Muskel

Rumpf-Arm-Muskel:

Zum Rumpf-Arm-Muskel gehören der *Kapuzenmuskel* und der *Breite Rückenmuskel* und diese Muskeln verbinden Rücken und Arm miteinander.

Wie in der Abbildung zu sehen, hängt der Kapuzenmuskel, »*M. Trapezius*«, ähnlich einer auf den Rücken herabhängenden Kapuze herunter und nimmt den gesamten Nackenbereich ein. Der Kapuzenmuskel, »*M. Trapezius*«, stabilisiert die Hals- und Brustwirbelsäule als Unterstützung der tiefen Rückenmuskulatur. Der Breite Rückenmuskel, »*M. Latissimus dorsi*«, zieht sich vom Kreuzbein über die Dornfortsätze der Lenden- und Brustwirbelsäule durch die Achselhöhle zum Oberarm. Seine Funktion ist unter anderem die Seitwärtsneigung des Rumpfes. Eine tolle Übung für diesen Muskel ist Rückenschwimmen.

Rumpfgürtelmuskel:

Die Rumpfgürtelmuskeln liegen unter dem Kapuzen- und Breiten Rückenmuskel. Diese sind der große und kleine Rautenmuskel sowie der Schulterblatthebermuskel. Der große und kleine Rautenmuskel, »*M. Rhomboideus major u. minor*«, ziehen von den Dornfortsätzen der oberen Brustwirbel bzw. der unteren Halswirbel zum Rand beider Schulterblätter. Sie haben die Aufgabe, die Schulterblätter zu bewegen und zu stabilisieren. Der Schulterblatthebermuskel, »*M. Levator Scapulae*«, zieht von den Dornfortsätze der Brustwirbelsäule zur Oberkante der Schulterblätter und hat, wie der Name sagt, die Aufgabe, das Schulterblatt aufwärts zu heben.

Wirbelsäulen-Rippen-Muskel:

Zur dritten Gruppe der oberflächlichen Rückenmuskulatur gehören Sägemuskeln. Der vordere obere Sägemuskel, »*M. Serratus anterior superior*«, und der hintere untere Sägemuskel, »*M. Serratus posterior inferior*«, verlaufen von den Dornfortsätzen der unteren Hals- und oberen Lendenwirbelsäule zu den Rippen. Sie gehören zu den Atemhilfsmuskeln, indem sie den Brustkorb heben und senken.

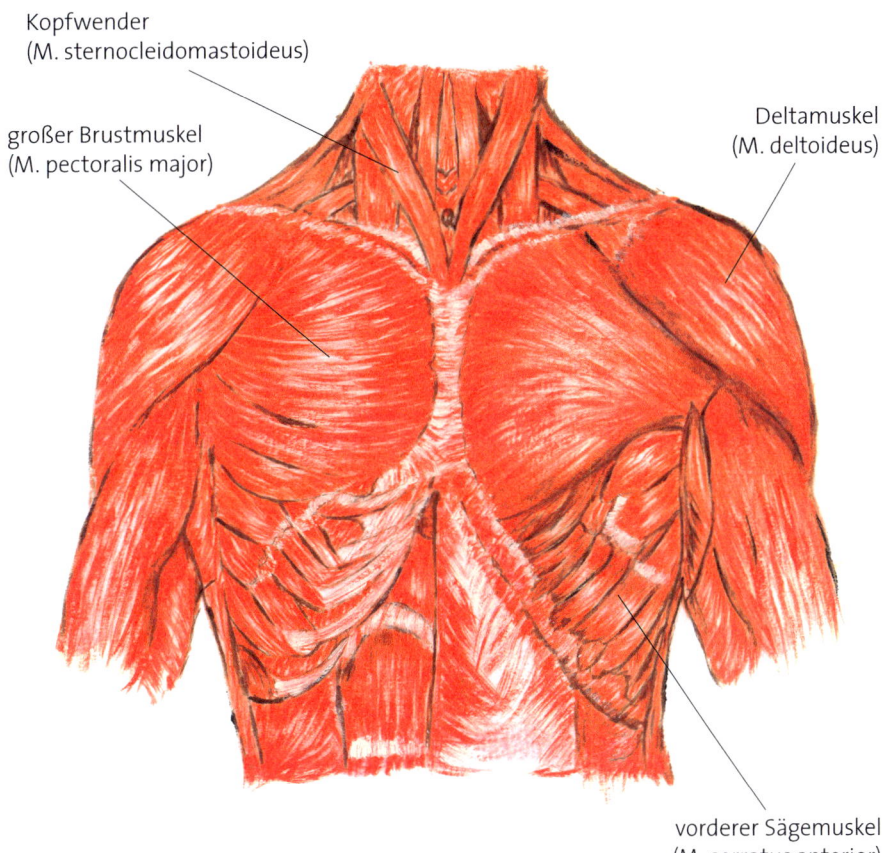

Anatomie des Rückens

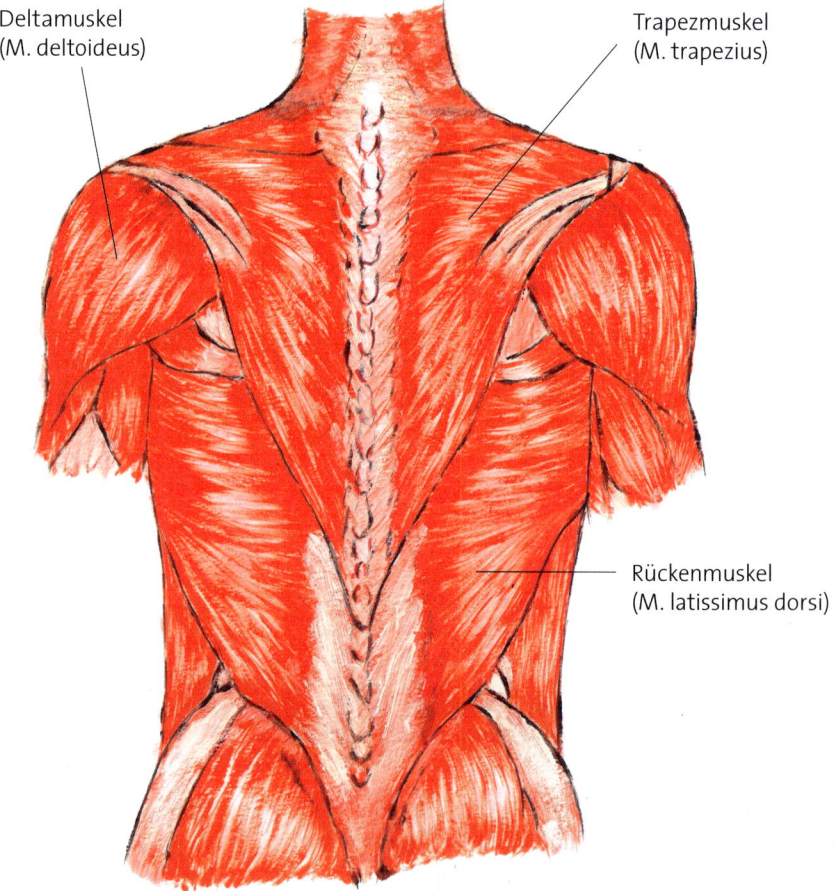

Deltamuskel (M. deltoideus)

Trapezmuskel (M. trapezius)

Rückenmuskel (M. latissimus dorsi)

Rückenmuskeln

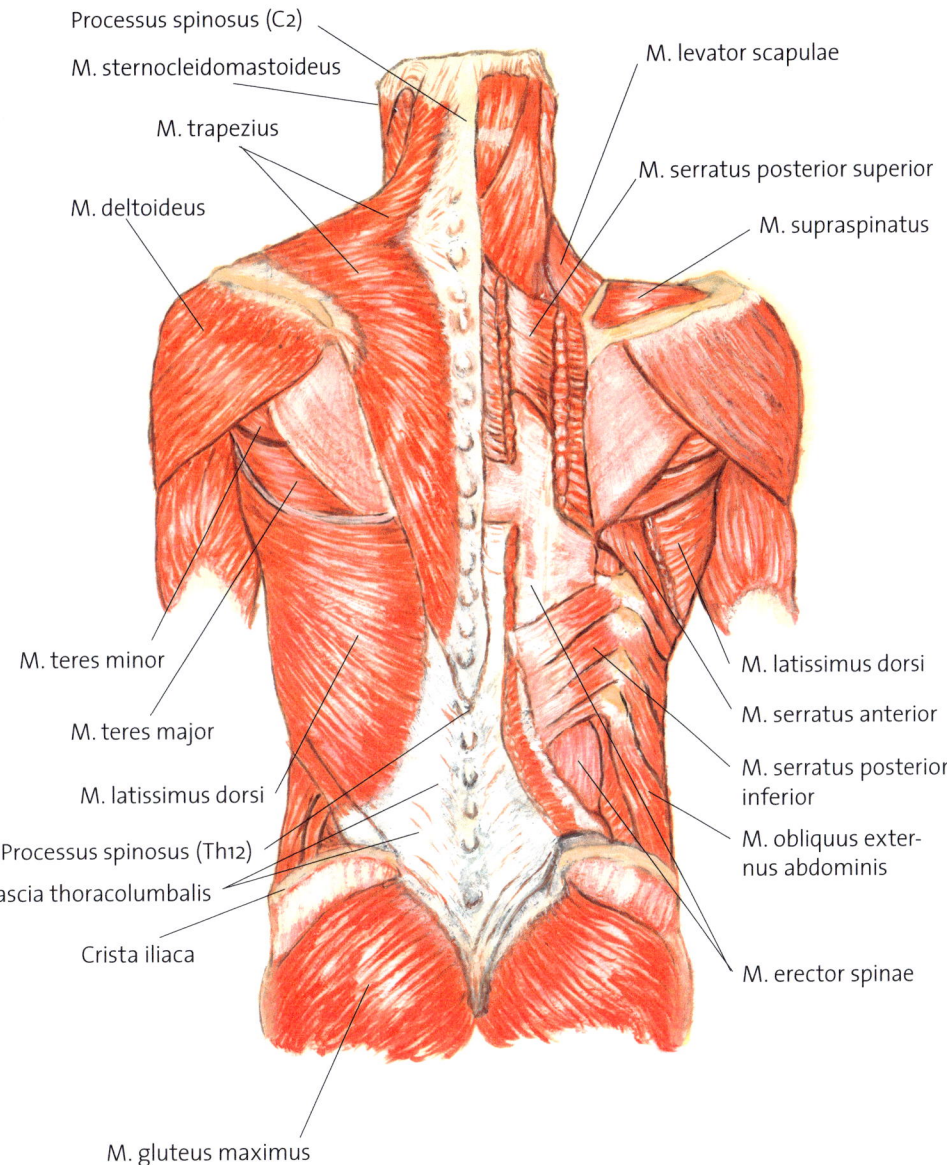

Die *tiefen Rückenmuskeln* gehören direkt zur Wirbelsäule und lassen sich in vier Gruppen unterteilen:

1. *Rückenaufrichtemuskeln,* die entlang der Wirbelsäule in langen Muskelzügen vom Becken bis zum Kopf reichen
2. *Querfortsatz-Dornfortsatzmuskeln,* die von Querfortsätzen eines Wirbelkörpers zu Dornfortsätzen eines oder mehrerer oberhalb gelegener Wirbel ziehen
3. *Zwischendornfortsatzmuskeln,* die zwischen den Dornfortsätzen verlaufen
4. *Zwischenquerfortsatzmuskeln,* die zwischen den Querfortsätzen verlaufen

Die Muskeln liegen in mehreren Schichten übereinander, erst die kurzen und darüber die langen. So bilden sie ein kräftiges, muskelstabilisierendes Muskelgeflecht. Die längsverlaufende Muskulatur kann den Körper rück- oder seitwärts biegen, die schräg verlaufende Muskulatur kann ihn zusätzlich drehen.

Es ist wichtig, die Bedeutung von Bauchmuskeln für den Rücken kurz zu erläutern. Die Bauchmuskeln wirken teils unterstützend, teils als Gegenspieler zu den Rückenmuskeln und gestatten den aufrechten Stand. Die Bauchmuskeln, als Gegenspieler, beugen den Körper nach vorne. Eine Zusammenarbeit findet bei Seitwärtsneigungen und Drehbewegungen des Körpers statt. Dann unterstützen die Bauchmuskeln die Arbeit der Rückenmuskeln. Dieses Zusammenspiel ist bedeutend. Die Körperhaltung ist immer ein Zusammenwirken von natürlicher Schwerkraft und der Spannung von Rücken- und Bauchmuskulatur. Eine besondere Beihilfe des Rückens verschaffen die Bauchmuskeln beim Heben schwerer Lasten.

2.10 Rückenmark und Spinalnerv

Die Sinneszellen als Rezeptoren kann man grob mit einem biologischen Sensor vergleichen. Sie nehmen in den verschiedenen Organen des menschlichen Körpers Veränderungen ihrer Umgebung wahr und leiten dann Signale weiter. Diese Sinneszellen sind Nervenzellen, die Informationen vom Ort der Sinneszellen zu anderen Zellen im Innern des Rückenmarks oder direkt zum Gehirn übertragen.

Das Rückenmark (lat. Medulla spinalis) ist ungefähr 45 Zentimeter lang und verläuft in den Wirbelkanal bis in die Höhe des zweiten Lendenwirbels. Das Rückenmark ist quasi eine Verlängerung des Gehirns. Das Rückenmark ist das zentrale Nervenbündel, das die Information von und zum Gehirn und in den Körper bringt.

Als *Nervenwurzel* bezeichnet man die ein- und austretenden Nervenfasern des Rückenmarks. Im Verlauf des Rückenmarks springen in regelmäßigen Abständen links und rechts *Nervenwurzelpaare*.

Die hintere Nervenwurzel und die vordere Wurzel vereinigen sich wenige Millimeter, nachdem sie das Rückenmark verlassen haben, zu *einem Spinalnerv*. Die hintere Nervenwurzel leitet Informationen (Impulse) zum Rückenmark (sensorische Fasern) und die vordere Wurzel leitet Befehle (Impulse) vom Rückenmark zum Muskel (motorische Fasern). Der Spinalnerv verlässt den Wirbelkanal über das Zwischenwirbelloch. Die Nervenfasern aus dem unteren Bereich des Rückenmarks ziehen in den Wirbelkanal weiter nach unten. Sie sehen wie ein Pferdeschwanz aus und werden auch so genannt (lat. *Cauda equina*). Spinalnerven sind Leitungsbahnen zur Informationsübertragung zwischen dem Rückenmark und den Organen. Das Rückenmark verbindet das Gehirn mit dem Spinalnerv.

Anatomie des Rückens

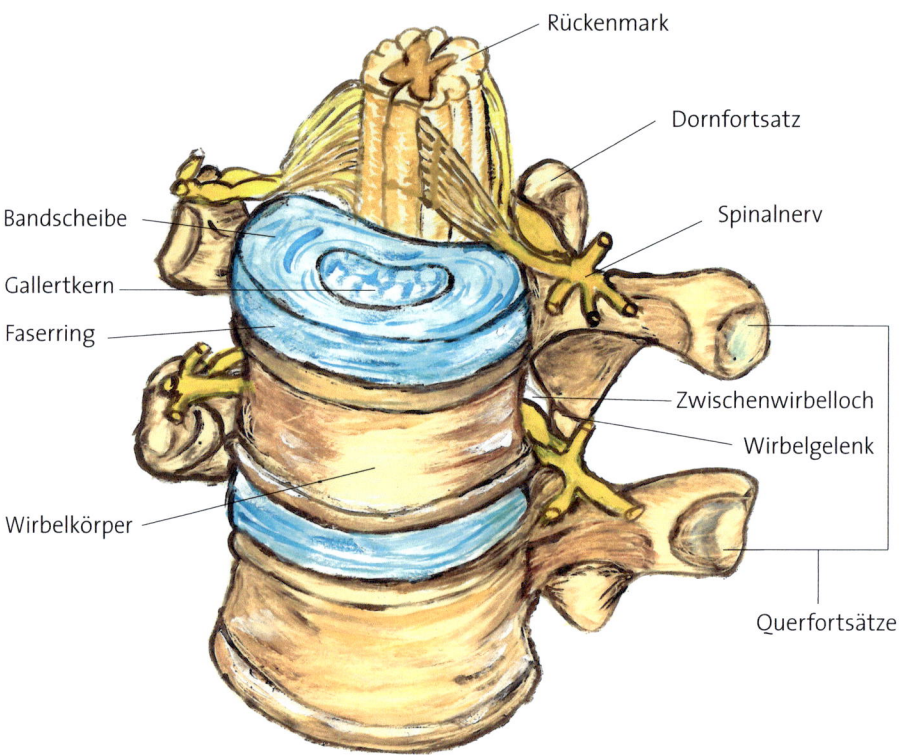

2.11 Dermatom

Das Dermatom ist das Hautgebiet, das von einem Spinalnerv versorgt wird.
Man kann den Körper vom Hals abwärts in Rückenmarksegmente einteilen. Entsprechend der Zahl der Spinalnerven unterscheidet man acht Halssegmente, zwölf Brustsegmente, fünf Lendensegmente und fünf Kreuzbeinsegmente sowie ein Steißbeinsegment (kokzygeales). Jedes dieser Segmente wird von einem Spinalnerven versorgt. Jedem des durch Linien voneinander getrennten Hautareals im Bild ist ein Rückenmarksegment zuzuordnen. Die Dermatome zweier benachbarter Segmente können sich an den Randzonen überlappen, sodass bei der Schädigung eines Rückenmarkssegmentes oder eines Spinalnervs im betroffenen Dermatom eine Restsensibilität erhalten bleiben kann.

Anatomie des Rückens

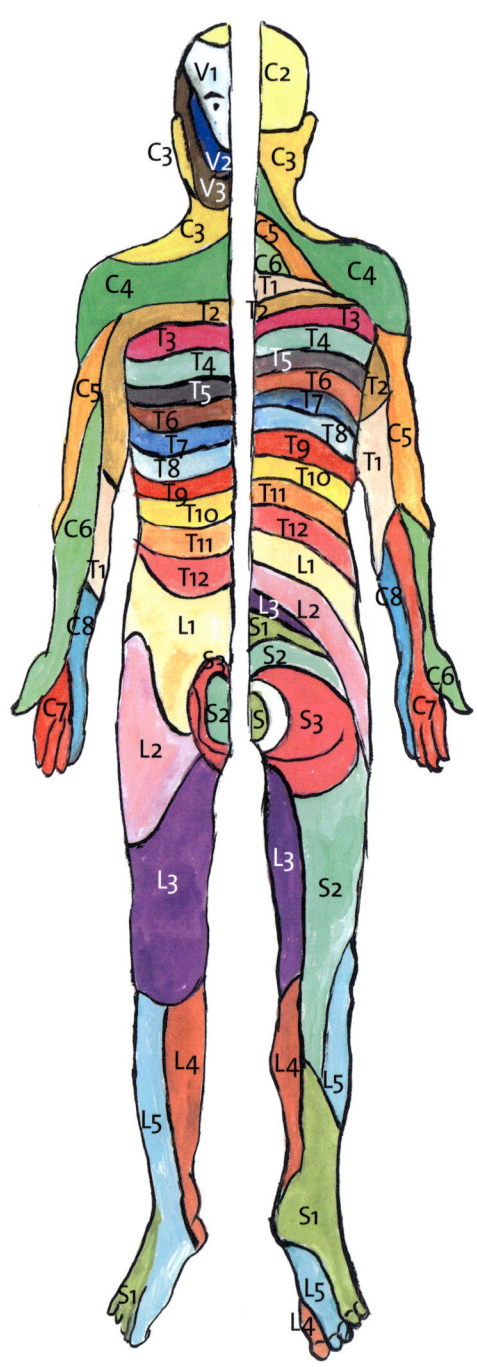

3

Einteilung der Bandscheibenveränderungen

3. Einteilung der Bandscheibenveränderungen

Durch enorme Belastung der Wirbelsäule entstehen Verschleißerscheinungen an den Bandscheiben. Streng genommen handelt es sich nicht um Abnutzung, sondern eher um physiologische Anpassungsvorgänge des Gesamtorgans Wirbelsäule an die Belastungsbedingungen dieses Organs. Viele Faktoren können eine Störung dieser physiologischen Anpassungsvorgänge bewirken, welche zu Beschwerden führen können.

Die Faktoren wie schwere Arbeit über 15 Jahre, sitzende Tätigkeit, Wirbelsäulenverletzungen in der Vorgeschichte etc. können Bandscheibenvorfälle begünstigen.

Die Bandscheibenvorfälle entwickeln sich sehr häufig in dem Bereich der Wirbelsäule, wo eine besondere Belastung oder eine besondere Beweglichkeit besteht, wie es zwischen dem 4. und 5. Lendenwirbel und zwischen dem 5. Lendenwirbel und Kreuzbein der Fall ist. In diesem Bereich treten beide Komponenten, Beweglichkeit und Belastung, in Kombination auf.

Die Bandscheiben sind im Laufe des Lebens einer Fülle von Belastungen ausgesetzt. Wenn die Fehlbelastung lange andauert, fehlen der Bandscheibe die Ausgleichsmöglichkeit. Demzufolge kommt es am äußeren Faserring der Bandscheibe zu Rissen, vorwiegend im hinteren Abschnitt des Faserringes, da dort kleine Narben von der ehemaligen Gefäßversorgung der Bandscheiben zurückbleiben. Die ersten Risse im Faserring treten schon zwischen dem 20. und 35. Lebensjahr auf.

Es liegt eine Vorwölbung »Protrusion« vor, wobei keine Einrisse in dem äußeren Faserring der Bandscheibe vorliegen und die Bandscheibe somit geschlossen ist. Wenn der äußere Faserring der Bandscheibe intakt ist, kann kein Bandscheibenmaterial austreten. Eine Vorwölbung der Bandscheibe bei intaktem äußeren Faserring bezeichnet man als »contained disk«.

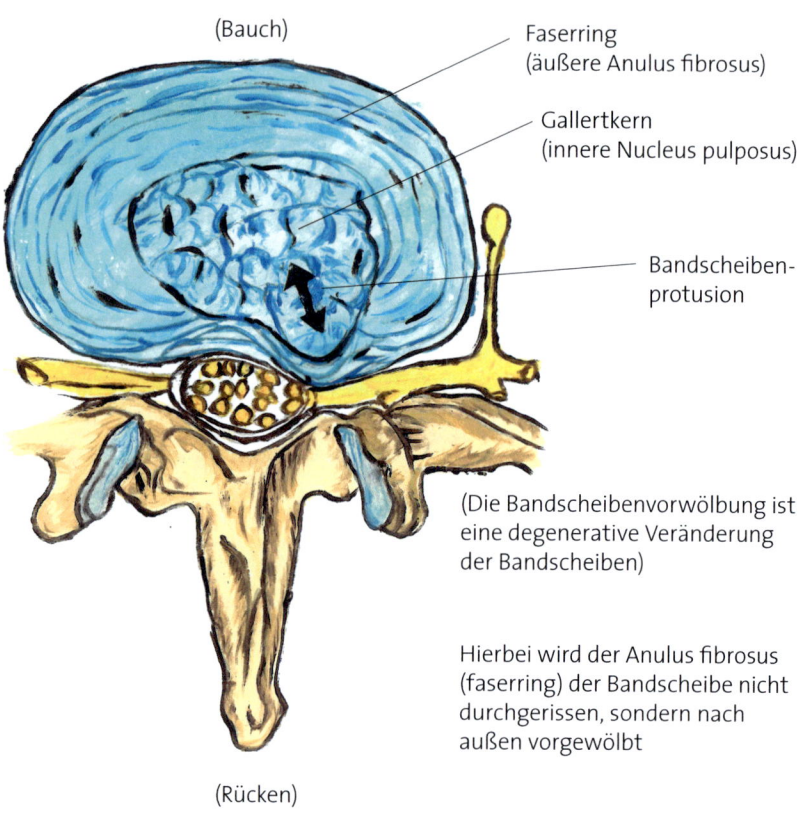

Ein weiteres Hervortreten des Bandscheibenkerns durch den defekten äußeren Faserring führt zum Bandscheibenvorfall (Prolaps) und wird als »non contained disc« bezeichnet.

Bei einem Bandscheibenvorfall (Prolaps) ist der äußere Faserring eingerissen und es tritt Bandscheibengewebe heraus. Das vorgefallene Gewebe kann Rückenmark, häufiger dennoch die aus dem Rückenmark abgehenden Spinalnervenwurzeln zusammendrücken. Wenn das hintere Längsband durchbrochen wird, befindet sich der abgesonderte Bandscheibenvorfall im Wirbelkanal, man spricht dann von einem sequestrierten Bandscheibenvorfall.

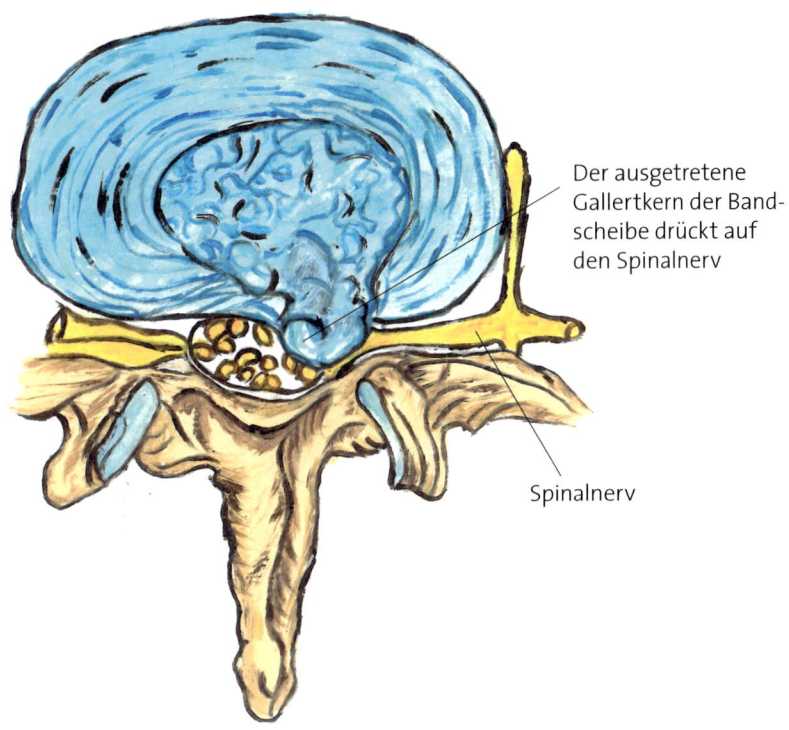

Der ausgetretene Gallertkern der Bandscheibe drückt auf den Spinalnerv

Spinalnerv

Wenn das ausgefallene Gewebe auf Rückenmark oder eine Nervenwurzel drückt, kann es zu folgenden Beschwerden kommen wie:

- starken Schmerzen im Versorgungsgebiet des Spinalnervs,
- Gefühlsstörung im Versorgungsgebiet des Nerven,
- Muskelschwäche und -lähmungen,
- Reflexabschwächung /-aufhebung
- Blasen- und Mastdarm-Störung

3.1 Symptom Schmerz

Schmerzen sind der häufigste Anlass, warum Menschen einen Arzt aufsuchen. Die International Association for the Study of Pain definiert Schmerz folgendermaßen:

»Schmerz ist ein unangenehmes Sinnes- und Gefühlserlebnis, das mit aktueller oder potenzieller Gewebeschädigung verknüpft ist oder mit Begriffen einer solchen Schädigung beschrieben wird.«

Schmerzreize werden von unserem Schmerzfühler, den sogenannten Nozizeptoren, aufgenommen. Diese Schmerzfühler befinden sich *überall im Gewebe*, in den Gelenken und auf der Haut. Die eigentliche Schmerzleitung erfolgt durch chemische Botenstoffe von einer Nervenzelle zur anderen.

Von den Nozizeptoren wird der Schmerzreiz im Bruchteil einer Sekunde durch sensible Nervenfasern zum Rückenmark gesendet, später an den Thalamus, die Sammelstelle für Sinnessysteme im Gehirn, weitergeleitet. Auf diesem Weg unterliegt der Schmerz einer Anzahl von Einflüssen, die seine Stärke und seine Qualität mitbestimmen.

Alle Nervenreize des Körpers werden zum Thalamus, der Schaltzentrale des Gehirns, weitergeleitet und in drei wichtigen Gehirnzentren verarbeitet.

Nachdem der Schmerzreiz im Gehirn angelangt ist und vom Thalamus verarbeitet wurde, werden Endorphine ausgeschüttet, die die absteigenden, schmerzstillenden Nervenbahnen aktivieren. An die Schaltstellen des Rückenmarks gelangen so Botenstoffe wie beispielsweise Serotonin, die die Schmerzsignale verstärken oder hemmen. Durch diese komplexe Reaktion wird der Nervenimpuls vom Gehirn mit Emotionen, Einstellungen, Erfahrungen, Vorstellungen und Denkweisen eng verbunden und so zu einer höchst individuellen Wahrnehmung verwandelt.

Die Schmerzen bei Bandscheibenvorfällen sind neuroapathische Schmerzen, die nach einer Schädigung des Spinalnervs entstehen. Die bandscheibenbedingten Schmerzen kommen dadurch zustande, dass vorgefallenes Bandscheibengewebe die Nervenwurzel irritiert. Diese mechanische Komponente wird zudem von Entzündungen begleitet.

Dabei wird der Nerv überempfindlich und reagiert schon beim geringsten Anlass (zum Beispiel durch Berührung oder bei einem Windhauch) mit einer Schmerzempfindung. Diese Überempfindlichkeit kann auch auf benachbarte Nerven übergreifen, sodass ein großes empfindliches Areal entsteht.

3.2 Symptom Sensibilitätsstörung

Der Bandscheibenvorfall kann die sensiblen Fasern der Nervenwurzel irritieren (Fasern, die Empfindung weiterleiten) und so eine Störung in der Schmerzempfindung verursachen (*Ameisenlaufen, Kribbeln oder ein Taubheitsgefühl*). Andere Empfindungsqualitäten wie Temperatur und Berührung sind häufig weniger betroffen.

3.3 Symptom Muskelschwäche oder -lähmungen

Die vorherrschende Beschwerde eines Bandscheibenvorfalls ist zumeist Schmerz, gefolgt von Sensibilitätsstörung, Muskelschwäche oder -lähmungen.
Um Muskeln zusammenziehen (kontrahieren) zu können, sind sie auf seinen zuständigen Nerv, der ihm Befehle gibt, angewiesen.
Wenn diese Befehle, sogenannte »Impulse« in Anzahl und Qualität, nicht ordnungsgemäß beim Muskel ankommen, kann der Muskel nicht seine Aufgabe entfalten und dies führt normalweise zum Ausfall oder einer Schwäche des Muskels.
Bei einem Bandscheibenvorfall können die motorischen Nervenfasern (welche Befehle an die Muskel weiterleiten) gedrückt (komprimiert) werden und so zu einem Funktionsausfall, d.h. Muskelschwäche oder -lähmungen, führen.

3.4 Symptom Reflexabschwächung oder -ausfall

Die Reflexe sind Muskeleigenreflexe und werden als unwillkürliche Antwort eines Muskels auf einen raschen Dehnungsreiz bezeichnet. Durch einen Schlag mit dem Reflexhammer auf die Sehne eines Muskels erfolgt eine kurze Muskeldehnung, die eine schnelle Kontraktion bewirkt. Fällt diese Kontraktion als Antwort aus, bedeutet es einen Reflexausfall. Das Fehlen dieser Reflexe (auch eine Abschwächung) liegt vor, wenn eine Schädigung im peripheren Nerv oder in der Nervenwurzel, die die entsprechenden Reflexbogen bilden, besteht.

3.5 Symptom Blasen-Mastdarm-Störung

Von einer Blasen- und Mastdarmstörung beim Bandscheibenvorfall spricht man, wenn es zu einem unwillkürlichen Stuhl- bzw. Harnabgang kommt, d.h. die Kontrolle über Blase und Darm nicht mehr in ausreichender Weise gegeben ist. Bandscheibenvorfälle im Bereich der Nervenbündel im Wirbelkanal können Störungen der Blasen- und Darmfunktion zur Folge haben, dazu Taubheit in der Anal- und Genitalregion sowie an den Innenseiten der Oberschenkel und Lähmungen in den Beinen.

3.6 Symptome bei einem Bandscheibenvorfall der Halswirbelsäule

Die Verschleißprozesse in den Bandscheiben der Halswirbelsäule führen zu Nackenschmerzen, die bis auf die Schulter und in den Arm ausstrahlen. Die Schmerzen sind häufig mit Kribbeln und Gefühlsstörungen sowie Lähmungserscheinungen im Arm, in der Hand verbunden.

Ein großer Bandscheibenvorfall im Halsbereich kann dazu führen, dass das Rückenmark eingeklemmt wird, was eine Steifheit der Beine verursachen kann.

Je nachdem, welche Etage der Halswirbelsäule von pathologischen Veränderungen betroffen ist, fallen die Beschwerden unterschiedlich aus.

Eine Veränderung in Höhe der oberen Halswirbelsäule bzw. der ersten drei Halswirbel führt
- eher zu einem Kribbeln oder Taubheitsgefühl in diesem Bereich
- nicht selten zu migräneartigen Kopfschmerzen vom Hinterkopf zur Stirn

Eine Veränderung in Höhe der *HWS 4/5* führt zu *Schulterschmerzen*
- Gefühlsstörungen im Bereich Deltamuskel (M. deltoideus)
- Lähmung oder Schwäche beim seitlichen Heben des Arms

Eine Veränderung in Höhe der *HWS 5/6* führt zu *Schmerzen und Gefühlsstörungen des Nackens*
- mit Ausstrahlung über die Innenseite des Arms zum Daumen und Zeigefinger
- Lähmung oder Schwäche bei Beugung des Unterarms im Ellenbogengelenk

Eine Veränderung in Höhe der *HWS 6/7* führt zu *Schmerzen und Gefühlsstörungen am Unterarm*,
- am Handrücken oder am Zeige-, Mittel- und Ringfinger
- Schwäche oder Lähmung bei Streckung des Unterarms im Ellenbogengelenk

Eine Veränderung in Höhe der *HWS7/BWS1* führt zu *Schmerzen und Gefühlsstörungen*
- an der Außenseite des Arms bis zum kleinen Ringfinger
- Schwäche oder Lähmung bei Streckung des Unterarms im Ellenbogengelenk

Schäden an der Halswirbelsäule verursachen unterschiedliche Beschwerden wie Durchblutungsstörungen von Arm und Hand, migräneartige Kopfschmerzen, unklare Schwindelanfälle, Ohrgeräusche und Druckgefühl in den Ohren etc.

3.7 Symptome bei einem Bandscheibenvorfall der Brustwirbelsäule

Bandscheibenvorfälle der Brustwirbelsäule sind sehr selten. Zur Ausgangssymptomatik gehören fast immer im beschädigen Bewegungssegment lokalisierte Schmerzen. Die lokalisierten Schmerzen in der Brust werden manchmal als Herzschmerz fehlinterpretiert. Die Schmerzen verstärken sich bei Pressen und Husten. Wenn der Bandscheibenvorfall in diesem Bereich sehr stark ausgeprägt ist, können durch Kompression des Rückenmarks Beschwerden wie Blasen-Mastdarm-Störungen, Gehbehinderungen und Kraftlosigkeit in den Beinen entstehen.

3.8 Symptome bei einem Bandscheibenvorfall der Lendenwirbelsäule

Die Beschwerden bei einem Bandscheibenvorfall der Lendenwirbelsäule hängen von der Lage und dem Schweregrad des Vorfalles ab. Meist gehören akut einsetzende und stechende Schmerzen im Lendenbereich dazu. Die Schmerzen können bis über die Knieregion hinaus ausstrahlen und sind mit Gefühlsstörungen wie Taubheitsgefühl und Schwäche oder Lähmungen der Beinmuskulaturen verbunden.

Patienten mit einem Bandscheibenvorfall der Lendenwirbelsäule zwischen LWK 1/2 und LWK 2/3 haben Schmerzen und Gefühlsstörungen, die sich von der oberen Lendenwirbelsäule nach vorne bis in die Leistengegend erstrecken.

Patienten mit einem Bandscheibenvorfall der Lendenwirbelsäule zwischen LWK 3/4 haben Schwierigkeiten beim Treppensteigen.

Patienten mit einem Bandscheibenvorfall der Lendenwirbelsäule zwischen LWS 4/5 haben Schwierigkeiten dabei, die Großzehe und den Fuß nach oben zu ziehen, sodass den Patienten ein Fersengang nicht möglich ist.

Patienten mit einem Bandscheibenvorfall in der LWS 5/S1 (1. Sakralwurzel) haben Schwierigkeiten beim Ziehen des Fußes nach unten, sodass den Patienten ein Zehspitzengang nicht möglich ist.

4

Körperliche Untersuchung

4. Körperliche Untersuchung

Der Arzt versucht bei der körperlichen Untersuchung bei einer Rückenschmerz-Beschwerde genau abzugrenzen, um weitere diagnostische oder therapeutische Maßnahmen einzuleiten.

4.1 Anamnese

Zunächst fragt der Arzt nach den aktuellen Beschwerden, nach der Lokalisation des Schmerzes, ob der Schmerz ausstrahlt, wie lange die Beschwerden bestehen, bei welchen Bewegungen oder Positionen (Ruhen, Stehen, Gehen, Sitzen, …) die Beschwerden auftreten; auch fragt er nach Beruf, Alter, Freizeit.

Da Patienten mit Erkrankungen im Bereich der Wirbelsäule häufig über Schmerzen klagen, steht eine Erhebung der Schmerzanamnese im Vordergrund. Insbesondere ist die Unterscheidung zwischen reinen Rückenschmerzen (Lumbalgien) und Ausstrahlungen in die Beine (Ischialgien) oder Arme (Brachialgien) für die Diagnostik wichtig.

4.2 Inspektion

Die erste Inspektion beginnt schon beim Eintreten des Patienten in das Untersuchungszimmer. Der Arzt achtet auf das Gangbild und den Armschwung und die grobe Koordination.

Bei der Inspektion entkleidet sich der Patient bis auf die Unterwäsche. Der Arzt achtet beim Entkleiden auf Bewegungsstörung, Schonhaltung und Ausweichbewegungen.

Ferner beurteilt der Arzt die Muskulatur und Körperhaltung. Außerdem achtet der Arzt auf eine physiologische Krümmung der Wirbelsäule, eine symmetrische Ausprägung der Muskulatur sowie Schulter- und Beckenstand.

4.3 Palpation (lat. palpare = streicheln)

Der Arzt sucht bei der Palpation nach schmerzhaften Druckpunkten oder Unregelmäßigkeiten in der Muskulatur wie dem Muskelhartspann (Dauerspannung der Muskulatur. (Die um die erkrankten Wirbel gelegene Rückenmuskulatur ist häufig hart und schmerzt.)

4.4 Beurteilung der Halswirbelsäule

Eine Rotation des Kopfes/Halses sollte bei Gesunden zu beiden Seiten hin bis 90 Grad (bis über die Schulter) machbar sein, sodass das abgewendete Auge jeweils hinter der Nasenwurzel verschwindet. Eine Seitwärtsneigung sollte bei Gesunden bis 45 Grad möglich sein. Bei einer Bewegung nach vorne kann bei Gesunden das Kinn bis zum Brustbein gesenkt werden und beim Zurückbeugen kann der Hinterkopf nahezu die HWS berühren.

4.5 Beweglichkeit der Brust- und Lendenwirbelsäule

- Vorbeugtest:
  Der Patient beugt sich mit gestreckten Knien so weit nach vorne wie möglich und dann wird in diesem Zustand der Finger-Boden-Abstand gemessen. Der Finger-Boden-Abstand gibt Auskünfte über die Beweglichkeit der Wirbelsäule. Auch die Seitwärts- und Rückwärtsneigung werden beurteilt. Mit dem Vorbeugetest ist die Seitenverbiegung der Wirbelsäule (Skoliose) gut zu erkennen.

- Schober-Zeichen:
  Die Dornfortsätze der Wirbelsäule sind meist gut tastbar unter der Haut und bei Bewegung verändern sich die Abstände. Man markiert den Dornfortsatz des ersten Kreuzbeins (S1) und die Strecke zehn Zentimeter kopfwärts (kranial). Dann werden Änderungen der Messstrecken bei einer Vorwärts- und Rückwärtsneigung gemessen.

  Die Vorwärtsneigung bei Gesunden beträgt: *14–17 cm*
  Die Rückwärtsneigung bei Gesunden beträgt: *7 cm*

- Ott-Zeichen:
  Das Ott-Zeichen misst die Beweglichkeit des Brustwirbelsäulenbereichs.
  Man markiert den letzte Halswirbel (C7) und geht 30 Zentimeter in Richtung Steißbein. Die Änderung der Strecke bei Vorwärtsneigung und Rückwärtsneigung wird festgehalten.

  Vorwärtsneigung bei Gesunden: *32–34 cm*
  Rückwärtsneigung bei Gesunden: *29 cm*

4.6 Beckenstand

Der Arzt ertastet die höchsten Punkte der Beckenkämme und beurteilt visuell oder mithilfe der Beckenwaage den Beckenstand. Ebenfalls beim Einbeinstand achtet der Arzt beim Absinken des Beckens auf der Spielbeinseite, ob eine Nervenlähmung besteht (*Trendelburg Zeichen*).

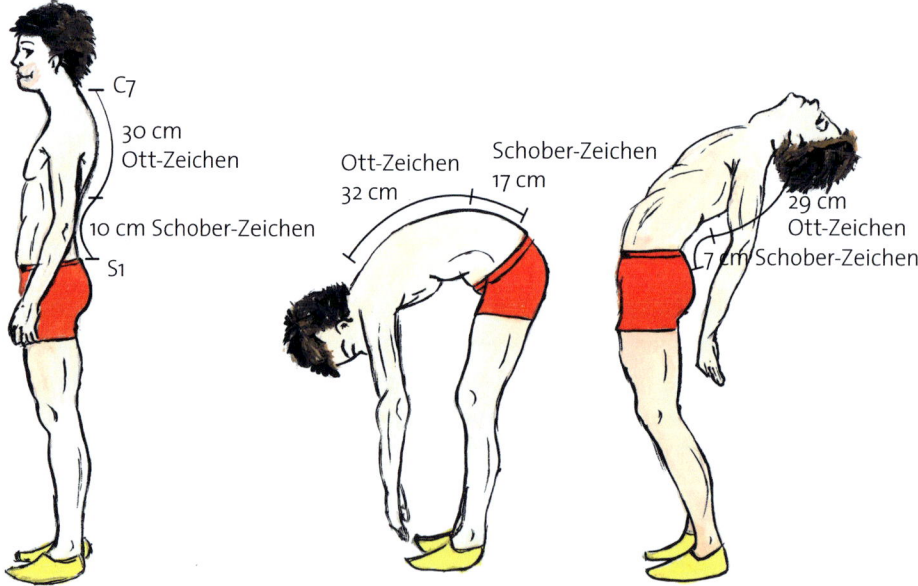

Fingerspitzen-Boden-Abstand

4.7 Neurologische Untersuchung

Neben der Untersuchung der Beweglichkeit der Wirbelsäule ist eine orientierende neurologische Untersuchung ein wichtiger Bestandteil der Befunderhebung bei Verdacht auf einen Bandscheibenvorfall.

Besonders achtet der Arzt auf aufgetretene Gefühlsstörung und Muskelschwäche bis hin zu Lähmungen (sensible oder motorische Defizite) oder Störungen der Blasen- und Mastdarmfunktion (vegetative Funktion),

- Prüfung des Stand- und Gangbildes,
- Prüfung der Muskelkraft,
- Prüfung der Sensibilität und
- Prüfung der Reflexe.

4.7.1 Prüfung des Stand- und Gangbildes

Der Arzt bittet den Patient, normal zu gehen und zu stehen. Zudem wird das Gehen auf den Zehenspitzen und Haken geprüft. Ebenfalls prüft der Arzt die Fähigkeit des Patienten, auf einem Bein zu stehen. Hier wird auf Hinken, Nachschleppen des Fußes, Fehlbelastungen, Beeinträchtigungen beim Abrollen des Fußes geachtet. Sollten bei der Untersuchung Anhaltspunkte für Muskelschwäche vorhanden sein, kann es ein Hinweis auf einen Bandscheibenvorfall sein.

4.7.2 Prüfung der Muskelkraft

Bei dieser Untersuchung werden die Muskelkraft und das Zusammenspiel der Muskeln untersucht. Der Arzt überprüft manuell die grobe Kraft der einzelnen Muskelgruppen, welche im Kraftgrad 0–5 dokumentiert wird.

Kraftgrad	Muskelkraft
0	keine Aktivität
1	Zusammenziehen des Muskels ohne nachweisbare Bewegung
2	Bewegung unter Ausschaltung der Schwerkraft
3	Bewegung gegen Schwerkraft
4	Bewegung gegen Widerstand
5	normale Kraft

4.7.3 Prüfung der Sensibilität

Die Prüfung der Sensibilität umfasst eine Reihe körperlicher Untersuchungen, bei denen die Eigenschaften von Berührung, Schmerz, Temperatur und die Wahrnehmung von Bewegungen vom Arzt beurteilt werden. Bei der Untersuchung der Sensibilität ist ein Zusammenspiel von Arzt und Patient wichtig, da es sich um eine subjektive Erhebung handelt. In der Haut sitzen Rezeptoren für Druck, Berührung, Vibration, Temperatur sowie Schmerzempfinden, die insgesamt für die sogenannte »*Oberflächensensibilität*« der Haut verantwortlich sind.

Es gibt weitere Rezeptoren in den Muskeln, Sehnen und Gelenken, die Informationen zum Gehirn über Muskellänge, Gelenkstellung und Muskelspannung vermitteln. Mit ihnen nehmen wir die Lage und Bewegung des eigenen Körpers wahr, was als »*Tiefensensibilität*« bezeichnet wird.

Die Untersuchung der Berührung führt der Arzt mithilfe eines Wattestäbchens oder seines Fingers durch Berührung an Rumpf und Gliedmaßen einen Seitenvergleich durch.

Die Untersuchung der Schmerzen führt er etwa wie die der Berührung durch, aber mithilfe einer Nadel. Die Untersuchung des Temperaturempfindens führt der Arzt mithilfe eines kalt und warm gefüllten Reagenzglases auf der Haut durch.

Die Untersuchung des Vibrationsempfindens führt der Arzt mithilfe einer Stimmgabel durch. Die Stimmgabel wird auf Knochenvorsprünge aufgesetzt. Der Patient soll mit geschlossenen Augen angeben, ob die Reize überhaupt gespürt werden und ob die Reize bei einem Seitenvergleich dieselbe Intensität haben.

Bei der Untersuchung der Tiefensensibilität bzw. des Bewegungsempfindens sollen die Patienten mit geschlossenen Augen die Bewegungsrichtung angeben, wenn der Arzt in dieser Untersuchung seine Finger- und Zehengrundgelenke anfasst und auf und ab bewegt. Bei einem Bandscheibenvorfall besteht häufig ein streifförmiges Ausfallmuster der Sensibilität.

4.7.4 Prüfung der Reflexe

Abschließend werden noch die wichtigsten Muskeleigenreflexe im Seitenvergleich mit dem Reflexhammer vom Arzt geprüft. Wichtige Reflexe in den oberen Extremitäten sind Bizepssehnenreflex (BSR) und Radioperiostrefle (RPR) und Trizepssehnenreflex (TSR).

Wichtige Reflexe in den unteren Extremitäten sind der Patellaraehnenreflex (PSR) und der Achillessehnenreflex (ASR).

Neurologische Untersuchung

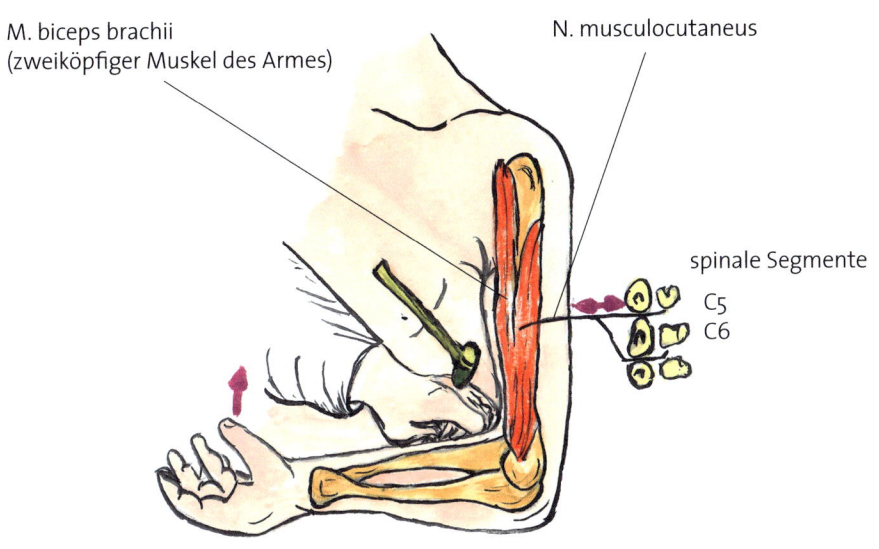

M. biceps brachii
(zweiköpfiger Muskel des Armes)

N. musculocutaneus

spinale Segmente
C5
C6

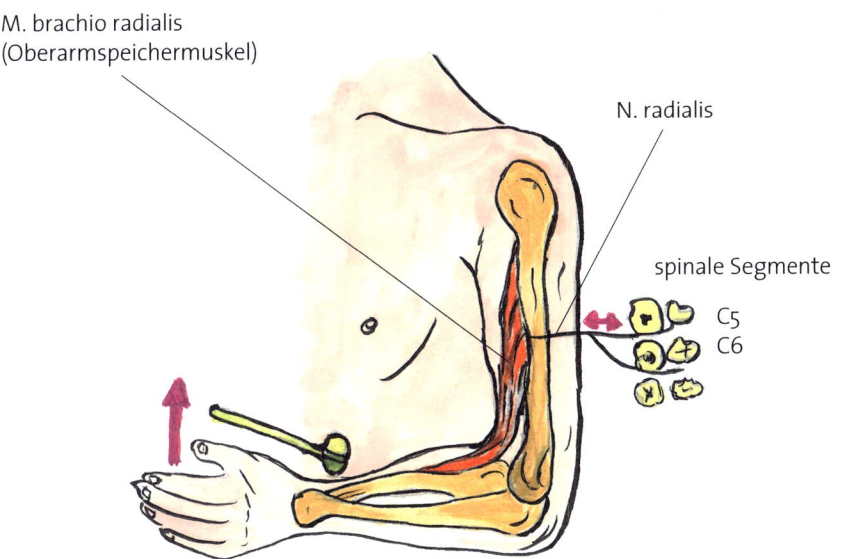

M. brachio radialis
(Oberarmspeichermuskel)

N. radialis

spinale Segmente
C5
C6

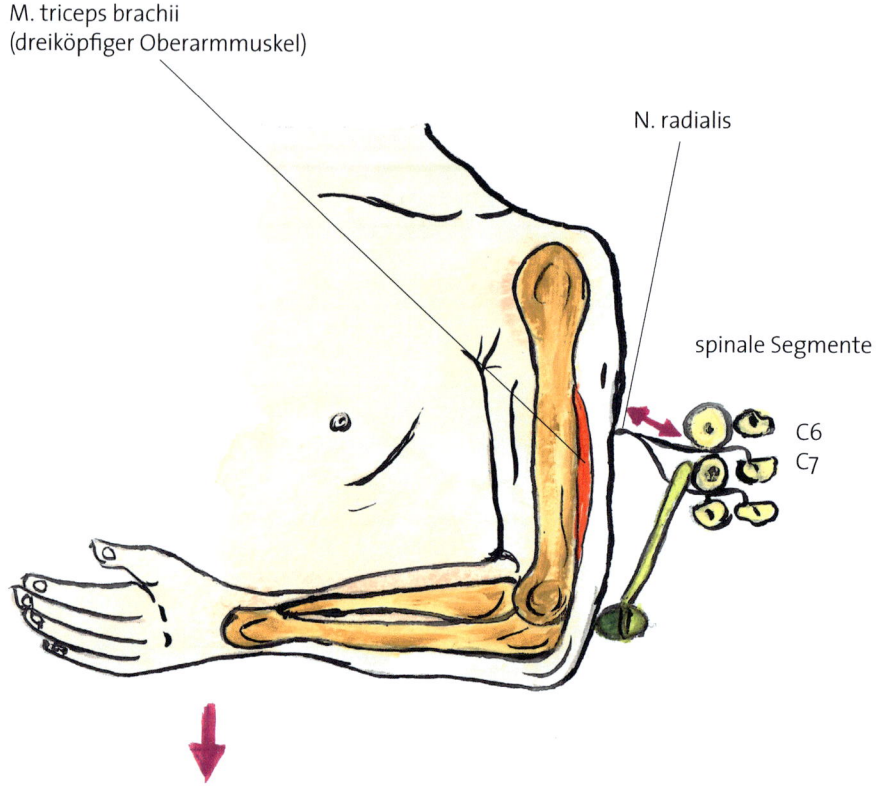

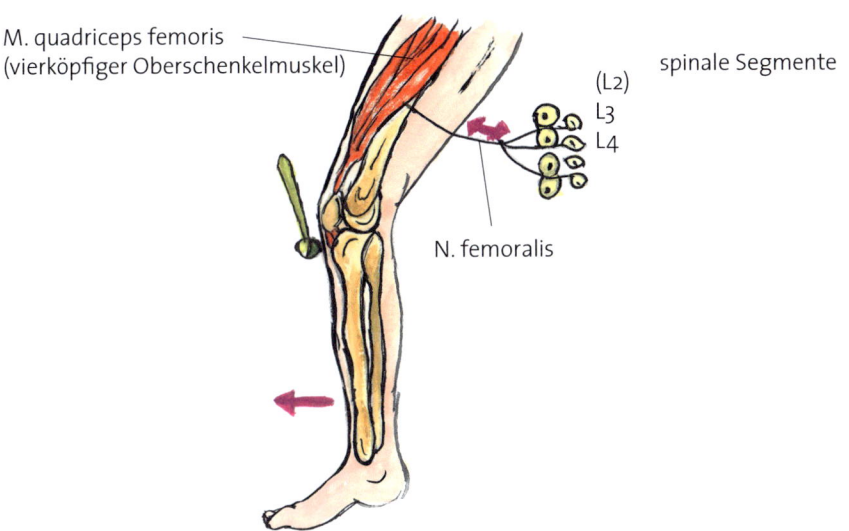

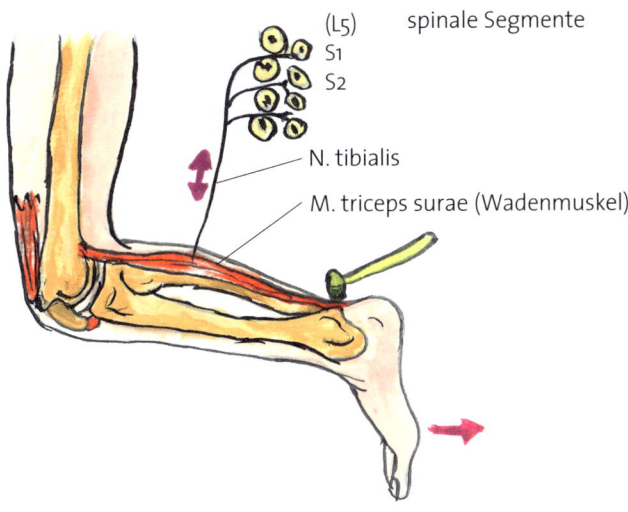

4.7.5 Nervendehnungszeichen

- Lasègue-Zeichen:

  Beim flach in Rückenlage liegenden Patienten wird das gestreckte Bein langsam im Hüftgelenk gebeugt. Wenn Schmerzen im Bein oder Kreuz eine Beugung bis 90 Grad unmöglich machen, ist das Lasègue-Zeichen positiv (pathologisch) und weist auf eine Irritation der Nervenwurzel L_4–S_2 hin. Die Angabe des Schmerzes wird in Grad des Winkels festgehalten.

- Umgekehrtes Lasègue-Zeichen:

  Beim umgekehrten Lasègue wird in Seiten- oder Bauchlage das im Kniegelenk um 90° gebeugte Bein im Hüftgelenk gestreckt. Dabei werden der N. Femoralis (Oberschenkelnerv) und die Wurzel L_2 bis L_4 gedehnt.

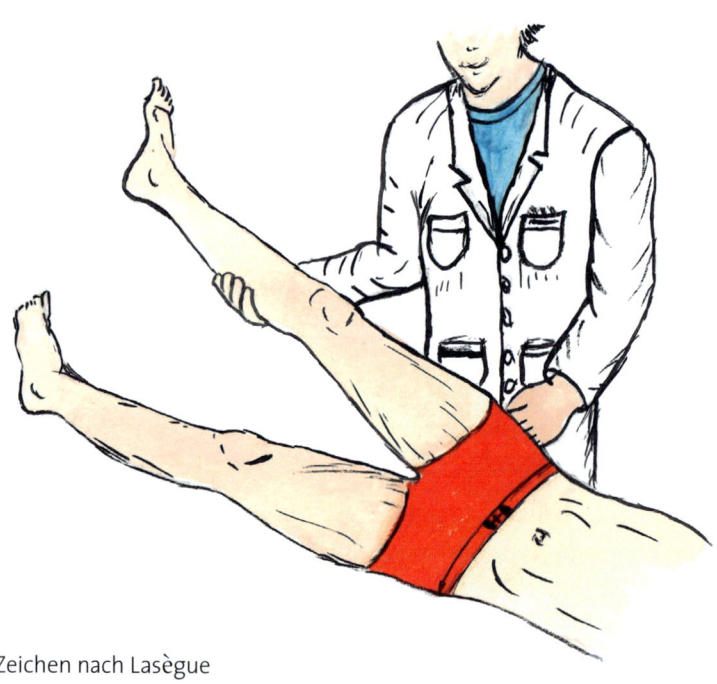

Zeichen nach Lasègue

5

Bildgebende Verfahren

5. Bildgebende Verfahren

Die klinische Diagnostik des Bandscheibenvorfalls stützt sich auf die Anamnese und den klinischen Befund. Bei klinischem Verdacht auf einen Bandscheibenvorfall soll die weitere Diagnostik mittels bildgebendem Verfahren erfolgen. In nativen Röntgenaufnahmen sind nur indirekte Zeichen eines Bandscheibenvorfalls auszumachen. Insofern sollte sich in jedem Fall eine Computertomografie oder eine Kernspintomografie anschließen.

5.1 Röntgenuntersuchung

Durch den Einsatz von Röntgenstrahlen werden unterschiedliche Körperregionen bildlich dargestellt. Der Röntgenstrahl wurde 1895 von dem deutschen Physiker Wilhelm Konrad Röntgen entdeckt. Durch das Legen einer Spannung zwischen Kathode und Anode werden von der Kathode austretende Elektronen in Richtung der Anode beschleunigt. Die Elektronen prallen auf die Anode, dabei entsteht Röntgenstrahlung.

Die zu untersuchenden Gewebe werden zwischen Röntgenröhre und Röntgenfilm gelegt. Die Röntgenstrahlen durchdringen das Gewebe. Die unterschiedliche Absorption im Gewebe ergibt Kontraste. Weiches Gewebe wie Fett, Muskeln und Haut absorbieren wenig Strahlen und werden, wenn überhaupt, als *Schatten* dargestellt.

Hartes Gewebe, wie z. B. Knochen, absorbiert dagegen viel Strahlung und hinterlässt dadurch einen *weißen Schatten* auf dem Röntgenbild.

Bandscheiben sind auf Röntgenbildern nicht direkt sichtbar. Die Bilder geben Informationen über die Wirbelkörper, die Höhe der entsprechenden Bandscheibenräume und auch Erkrankungen der Wirbelsäule, sodass auf den Zustand der Bandscheiben zumindest halbwegs rückgeschlossen werden kann. Die Wirbelsäule, besonders im Bereich der Brust und Lenden, wird im Strahlengang von vorne nach hinten (a/p: anterior/posterior) und seitlich dargestellt.

Wenn der Verdacht auf eine Wirbelsäulenverkrümmung (Skoliose) oder Beinlängendifferenz mit Beckenschiefstand besteht, wird die »a/p Aufnahme« im Stehen angefertigt.

Zudem kann man mit einer Röntgenaufnahme Knochenbrüche, degenerative

Veränderungen, Osteoporose und Instabilitäten im Skelettsystem zumeist gut erkennen.

Auf dem gewöhnlichen Röntgenbild besitzen die verschiedenen Körpergewebe nur geringe Dichteunterschiede, wodurch die einzelnen Organe bzw. Organanteile schwierig oder gar nicht zu unterscheiden sind. Deshalb kann man hier durch die Gabe von Röntgenkontrastmittel die Dichtenunterschiede erhöhen und damit die Beurteilbarkeit verbessern. Bei der Gabe von Kontrastmittel kann in seltenen Fällen eine Kontrastmittelallergie (anaphylaktische Reaktion) auftreten. So sollen die Patienten vor jeder Röntgenuntersuchung – wenn sie mit Kontrastmittel durchgeführt wird – aufgeklärt werden.

5.2 Funktionsaufnahme

Funktionsaufnahmen werden bei Verdacht auf Wirbelgleiten oder -instabilität angefertigt.

Das bedeutet, dass Röntgenbilder der Wirbelsäule in verschiedenen Körperhaltungen angefertigt werden, bei welchen Aufnahmen in Vorbeugehaltung, in Rückneigeposition sowie eventuell in Rechts- und Linksseitenneigung angefertigt werden.

Bei einem Wirbelgleiten verändern die beteiligten Wirbel bei Bewegung ihre Stellung zueinander. Es kann beispielsweise erfasst werden, ob der obere der zwei benachbarten Wirbel beim nach vorne Beugen mit nach vorne wandert.

Durch diese übermäßige Beweglichkeit bzw. Wirbelgleiten können Beschwerden entstehen. Zum einen wird der Knochen durch starkes Reiben abgenutzt, zum anderen können Druck- und Zugbelastung auf das Nervengewebe (Nervenwurzel) auch Schmerzen und Lähmungen verursachen.

5.3 Computertomografie

Bei der Computertomografie (CT) wird der menschliche Körper in Scheiben zerlegt, wodurch eine überlagerungsfreie Darstellung der Organe (Übereinander-Projektion von Organen) erreicht werden kann.

Während der Untersuchung liegt der Patient auf dem Untersuchungstisch. Die Körperregion, die untersucht werden soll, ist der runden Öffnung des Computertomografen zugewandt. Der derzeit verwendete Computertomograf arbeitet mit einem drehenden Aufnahmesystem, d.h. Röntgenröhre und Detektoren bewegen sich gemeinsam auf einer Kreisbahn um den unbewegten Patienten, wobei eine Körperschicht aus verschiedenen Richtungen senkrecht zur Körperachse durchstrahlt wird und die Schwächung der Strahlung durch Gewebe von Detektoren erfasst wird. Die in den einzelnen Projektionen registrierten Schwächungswerte werden von einem Computer in ihrer örtlichen Verteilung rekonstruiert und auf einem Monitor in unterschiedlichen Graustufen dargestellt. Im Vergleich zum üblichen Röntgenbild sind CT-Bilder übersichtlicher, da der Arzt dank der besseren Kontrastabstufung zwischen verschiedenen Gewebearten sowie Knochen, Fett und Muskeln unterscheiden kann. Die Darstellung von Strukturen des Körpers kann durch eine Kontrastmittelgabe noch verbessert werden. Die Zugabe von Kontrastmitteln bei CT-Untersuchungen kann zu allergischen Reaktionen führen.

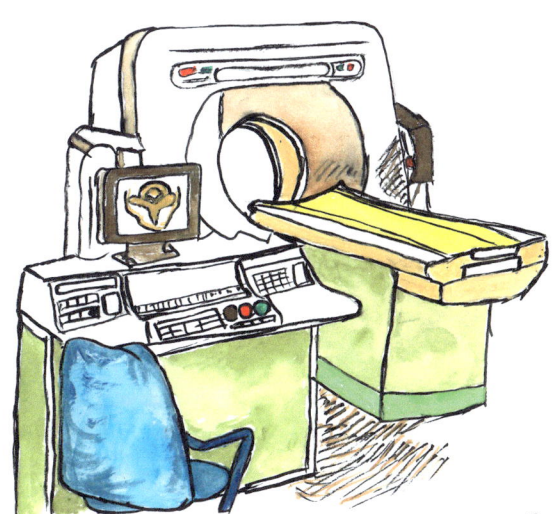

Computertomografie

5.4 Kernspintomografie (Magnet-Resonanz-Tomografie)

Die Kernspintomografie ist eine Untersuchung, die im Gegensatz zu einer Röntgenuntersuchung nicht mit Röntgenstrahlung, sondern mit Magnetfeldern und Radiowellen arbeitet.

Der menschliche Körper besteht vor allem aus Wasserstoffatomen. Diese Wasserstoffatome sind normalerweise ungeordnet. Wir können uns diese Wasserstoffatome wie Kompassnadeln vorstellen. Im Kernspintomografen herrscht ein starkes Magnetfeld, das die Atomkerne in eine bestimmte Richtung zwingt. Man kann es sich so vorstellen, dass ein Magnetfeld die Kompassnadel (Atomkerne) ausrichtet. Die Kompassnadel (Atomkerne) stehen eben unter einer gewissen Spannung.

Mithilfe von Radiowellen können sie von ihrer aufgezwungenen Position aus gelenkt werden. Schaltet man die Radiowellen wieder aus, so springen die Atome wieder in die Richtung zurück, die von dem starken Magnetfeld vorgegeben wird. Dabei senden die Atome Impulse aus, die durch hochempfindliche Antennen gemessen werden können. Ein Computer berechnet aus den Signalen mithilfe eines komplizierten mathematischen Verfahrens ein Schnittbild durch den Körper.

Viele Teile des menschlichen Körpers wie Sehnen, Knorpel, Bindegewebe, Muskulatur und Gehirn weisen eine sehr geringe Dichteunterschiede auf und lassen sich im Computertomografen nur unzureichend voneinander unterscheiden. Sie lassen sich aber durch ihren unterschiedlichen Gehalt an Wasserstoffkernen sehr gut im MRT (Kernspintomograf) beurteilen.

Die Vorteile der MRT-Bilder liegen nicht nur in der hohen Qualität der Weichdarstellung, sondern auch in der Tatsache, dass ohne Umlagerung des Patienten jede beliebige Schnittebene dargestellt werden kann.

Da keine Röntgenstrahlen verwendet werden, ist die Methode gänzlich unschädlich.

Allerdings dürfen Patienten mit Herzschrittmachern, Insulinpumpen und Nervstimulatoren mittels MRT nicht untersucht werden. Wenn im Wirbelsäulenbereich Metallimplantate (Platten, Schrauben …) vorhanden sind, geht davon zwar keine unmittelbare Gefahr aus, sie verfälschen aber die Untersuchungsergebnisse. Beim MRT kann man zur besseren Darstellung einer Körperregion auch Kontrastmittel verwenden.

5.5 Myelografie

Die Myelografie ist ein diagnostisches Verfahren, bei dem ein jodhaltiges Kontrastmittel mit einer dünnen Nadel in die Gehirnflüssigkeit (Liquor) des im Wirbelkanal liegenden Duralsacks (harte Hirnhaut, der das Rückenmark und die abgehenden Nervenwurzel umgibt) eingespritzt wird. Dann wird der Patient geröntgt oder mit einem Computertomografen (*CT*) untersucht. Myelografie ist durch Computertomografie (CT) und Kernspintomografie (MRT) verdrängt worden, wird aber selten eingesetzt, z. B. bei einem Patienten mit Herzschrittmacher, bei dem aufgrund des Magnetfeldes kein MRT möglich ist.

6

Therapie von Bandscheibenvorfällen

6. Therapie von Bandscheibenvorfällen

6.1 Therapie zervikaler Bandscheibenvorfälle

Der Verlauf der verschleißbedingten Halswirbelsäulenerkrankungen ist nicht leicht zu bestimmen. Demzufolge gestaltet sich die Therapieplanung nicht einfach und muss unter dem kritischen Hinblick auf Faktoren wie Alter, klinischer Symptomatik, Vorhandensein von Muskelschwäche oder -lähmungen und in Auswertung der bildgebenden und anderer apparativer Diagnostik geschehen. Von Bedeutung ist die Beantwortung der Frage: Kann die konservative Therapie zur Besserung führen oder muss eine Operation erfolgen?

Das Konzept der Therapie bei einem Bandscheibenvorfall orientiert sich nach dem Stadium der Erkrankung:

1. Akutes Stadium (akut: plötzlich auftretend, rasch und heftig verlaufend)
2. Subakutes Stadium (subakut: weniger rasch verlaufend als akut)
3. Chronisches Stadium (verläuft langsam und lang andauernd)

Die Entscheidung für eine konservative Behandlung besteht immer dann, wenn keine Muskelschwäche oder -lähmungen vorliegen und die Schmerzen gut auf die Therapie ansprechen.

Die konservative Therapie eines zervikalen Bandscheibenvorfalls im akuten Stadium beinhaltet Ruhigstellung, vorsichtige Traktion und Medikation, größtenteils aus der Gruppe der nichtsteroidalen Antirheumatika, sowie muskuläre Relaxantien, Wärmeanwendungen, das zeitlich begrenzte Tragen einer Schaumstoff-Halskrawatte und Physiotherapie. Dieses Therapievorgehen und zusätzliche Massage verschaffen auch im chronischen Stadium Besserungen. Die konservative Therapie erzielt einerseits medikamentös bedingt Schmerzlinderung und Abschwellen der komprimierten Nervenwurzel, eine andere Sache ist, dem Organismus die Möglichkeit zu geben, langfristig durch reparative Prozesse die Symptomatik zu verringern.

Medikamente

Nichtsteroidale Antirheumatika (NSAR) enthalten kein Kortison. Sie hemmen Entzündungen, stillen den Schmerz und senken das Fieber. Arzneimittel wie Indometacin, Diclofenac, Ibuprofen, Piroxicam und Meloxicam gehören zur NSAR-Gruppe. Typische Anwendungsgebiete der NSAR sind Schmerzen bei Bandscheibenvorfällen, Arthrose und rheumatoide Arthritis (entzündliche Rheumaformen).

Zentrale Botenstoffe bei der Schmerzentstehung und Schmerzweiterleitung sind die Postaglandine (körpereigene hormonähnliche Substanz). Sie regen Entzündungsreaktionen an. Durch die Blockade der zwei wichtigen Enzyme Cyclooxygenase I und II durch Schmerzmittel der Gruppe NSAR, wird die Produktion des Botenstoffes »Prostaglandin« aufgehalten und stört so die ablaufenden Körperreaktionen, die Schmerz und Entzündung und Fieber verursachen.

Unter Myotonolytika (myo: Muskel, tonus: Spannung und lysein: lösen) versteht man eine Gruppe von Medikamenten, die Muskelverspannungen verringern. Myotonolytikum wird zusätzlich der Schmerzinfusion beigemischt oder als Tablette verabreicht. Es gibt Meinungen, dass das Myotonolytikum (Tolpersion) bestimmte Natriumkanäle blockiert. Diese Na$^+$-Kanäle sind vermutlich für die Weiterleitung des Schmerzes an das Gehirn und seine Chronik verantwortlich.

Wärmeanwendungen

Die Wärmeanwendung ist ein wichtiger Bestandteil zur Therapie von Nackenschmerzen, besonders wenn es sich um akute Nackenschmerzen handelt. Um effektiv gegen Rücken- und Nackenschmerzen zu wirken, muss eine sogenannte Tiefenwärme erzeugt werden – es bedeutet, die Wärme muss auch in die tieferen Muskelschichten eindringen. Wärme lockert die verspannten Schulter-Nacken-Muskeln. Rotlicht und Heißluftkasten werden in der Praxis häufig eingesetzt. Als Sofortmaßnahmen für die Heimbehandlung empfiehlt sich ein heißes Bad oder eine Wärmflasche.

Lokale Injektionstherapie

Die lokale Injektionstherapie wird häufig in der Akutphase nach Auftreten des Nackenschmerzes mit Ausstrahlung in die Arme (Zervikobrachialsyndrom) eingesetzt und ist eine sehr effektive Methode in der Behandlung der schmerzhaften Wirbelsäule. Injektionen bestehen meist aus einer Mischung eines lokalen Betäubungsmittels und Kortison in Kristallform (verbleibt eher im Verabreichungsort). Der Vorteil dieser Therapie liegt in der Verabreichung direkt in den Herd des Geschehens.

Halskrawatte

Eine Halskrawatte erzielt drei Effekte wie Ruhigstellung, Wärmeentwicklung und Entlastung der Halswirbelsäule. Eine krankengymnastische Übungsbehandlung beim Einsatz einer Halskrawatte ist zu empfehlen und ist nach Abklingen der akuten Beschwerden empfehlenswert, um eine gezielte Übung der Nackenmuskeln durchzuführen. Mit der Halskrawatte erzielt man auch eine gute Wärmeentwicklung im Schulter-Nacken-Bereich, die zur Lockerung der Muskeln in dieser Region führt.

Vor einer Operation sollte eine konservative Therapie unternommen werden. Die Entscheidung zur operativen Therapie der verschleißbedingten Halswirbelsäulenerkrankungen sollte bei Bestehen von Muskelschwäche oder -lähmungen, oder einer Kompression des Rückenmarks sowie bei einer Blasen-Mastdarm-Entleerungsstörung gestellt werden. Die Operation zur Therapie verschleißbedingter Erkrankung der Halswirbelsäule zielt auf die Befreiung der bedrängten Nervenstrukturen (Nervenwurzel oder Rückenmark). Die Operation kann heute als relativ kleiner Eingriff mit Hilfe eines Operationsmikroskops vorgenommen werden. Es stehen im Großen und Ganzen zwei Möglichkeiten zur Auswahl. Die Operation kann von vorne (vom Hals) oder von hinten (vom Nacken) aus durchgeführt werden. Die Entscheidung für das eine oder das andere Verfahren hängt davon ab, an welcher Stelle der Bandscheibenvorfall liegt und mit welcher Methode der Operateur mehr Erfahrung hat.

Eine der Möglichkeiten ist, von der Halsseite aus zu operieren. Der Patient wird nach der Narkose auf den Rücken gelegt und vor der Operation wird das Operationsgebiet (ein kleiner Bereich über der Halswirbelsäule) korrekt desinfiziert. Der Chirurg leitet einen querverlaufenden Hautschnitt (etwa 5 cm) in einer Hautfalte auf der Vorderseite der Halswirbelsäule ein. Dann werden die Halsmuskeln sehr vorsichtig zur Seite geschoben. Bei der Entfernung der erkrankten Bandscheibe und den Bandscheibenvorfall achtet der Chirurg zugleich sorgfältig darauf, das direkt hinter der Bandscheibe liegende Rückenmark und die von beiden Seiten der Wirbelsäule ausgehenden Nervenfasern nicht zu verletzen.

Nach der Entfernung der erkrankten Bandscheibe wird der entstehende Leerraum zwischen den beiden angrenzenden Wirbelkörpern aufgrund des sonst starken Reibens der beiden direkt aufeinanderliegenden Wirbel mit verschiedenen Substanzen, z. B. Knochenzement, einem Titandübel oder einem Knochenspan, aufgefüllt. Wobei die Entscheidung für eine bestimmte Füllsubstanz meist von der betreffenden Klinik abhängt. Wenn ein Knochenspan die Füllsubstanz sein sollte, wird während derselben Operation ein Knochenstück aus dem Beckenkamm des Patienten entnommen.

Bei der Entfernung der gesamten erkrankten Bandscheibe vom Nacken aus wird der Patient in der halbsitzenden Lage operiert. Der Chirurg beginnt den Eingriff mit einem acht bis zehn Zentimeter langen Hautschnitt. Dann schiebt er die Nackenmuskulatur ganz vorsichtig von der erkrankten Wirbelsäule ab und operiert zuerst die Teile des Wirbelbogens der beiden benachbarten Wirbel heraus und anschließend entfernt der Chirurg den Bandscheibenvorfall. Auch bei dieser Operationsmethode soll der Chirurg darauf achtgeben, das Rückenmark und die Nervenfasern nicht zu verletzen.

Nach der Bandscheibenoperation kann sich der Nerv in der Regel erholen, der aufgrund des Drucks durch das Bandscheibengewebe eingeklemmt war.

Der Patient soll sich nach der Operation körperlich schonen, bei Bedarf Medikamente gegen Schmerzen und gegen Muskelverspannungen einnehmen und zusätzlich an den krankengymnastischen Übungen teilnehmen. Der stationäre Aufenthalt in der Klinik nach der Operation ist durchschnittlich eine Woche bis zehn Tage. In einigen Fällen ist es ratsam, den Patienten nach der Entlassung aus dem Krankenhaus nicht nach Hause, sondern in eine Rehabilitationsklinik einzuweisen. Bei der endgültigen Entlassung nach Hause wird die weitere Therapie vom Hausarzt übernommen. Der Hausarzt schreibt den Patienten, um genügend körperliche Erholung zu gewährleisten, für weitere vier bis sechs Wochen krank und verordnet ambulant weitere krankengymnastische Übungen sowie bei Bedarf Medikamente gegen Schmerzen und gegen Muskelverspannungen.

6.2 Therapie thorakaler Bandscheibenvorfälle

Ein thorakaler Bandscheibenvorfall wird in erster Linie konservativ therapiert. Wichtig sind Schmerzbekämpfung mit Schmerzmitteln, Schonung, Wärmeanwendungen zur Lockerung der Rumpfmuskeln und eine Rückenschule, die zum gesundheitsbewussten Verhalten beiträgt und durch gezielte Bewegungsübungen hilft, Rückenbeschwerden vorzubeugen, schon vorhandene Beschwerden zu überwinden und chronische Schmerzen zu verhindern.

Angesichts der anatomischen Gegebenheiten der Brustwirbelsäule ist die Operation in dieser Region nicht einfach. Außerdem sind die Bandscheibenvorfälle häufig verkalkt, was deren Beseitigung und Entfernung darüber hinaus kompliziert macht.

Den Bandscheibenvorfall kann man durch einseitige Entfernung der Bogenwurzel (transpedikulär), mit Entfernung des Rippenansatzes (Costotransversektomie) erreichen, insbesondere bei Raumforderungen, die eigentlich von der Seite komprimieren. Es gibt einen Zugang durch den Brustraum (Thorakotomie), indiziert bei mittelständigen Raumforderungen mit Kompression des Rückenmarks eher von vorne. Das Risiko bei diesen Eingriffen ist wegen der Nähe des Rückenmarks und der Komplexität der krankhaften Veränderungen in der Brustwirbelsäule größer als bei Operationen der Halswirbelsäule.

6.3 Therapie lumbaler Bandscheibenvorfälle

Die konservative Therapie ist symptomatisch und soll in erster Linie den heftigen Schmerzanfall, der möglicherweise mit Störungen des Fühlens (Sensibilität) und auch Ausfällen und Schwäche der Muskelkraft und Koordination (Motorik) an den Beinen begleitet sein kann, reduzieren.

Zum konservativen Verfahren gehören:

- Bettruhe
- entlastende Lagerung
- Analgetika (Schmerzmittel) und Antiphlogistika (Medikamente, die Entzündungsprozesse hemmen)
- Myotonolytika
- physikalische Therapie
- Infiltration

Die Verordnung von Bettruhe bei den plötzlich auftretenden Rückenschmerzen soll keine absolute Bettruhe sein und nach zunehmendem Therapieerfolg wird der Patient allmählich mobilisiert.
Um die Belastungen auszugleichen und dem Hohlkreuz entgegenzuwirken,

sollten die Betroffenen ihren Rücken entspannen. Dies geht am besten im Liegen in sogenannter Stufenlagerung. Der Untergrund sollte hart sein. Am einfachsten ist es, wenn der Betroffene sich auf den Boden legt. Er sollte sich flach auf den Rücken und die Unterschenkel auf der Sitzfläche eines Sessels legen. Die Beine sollten im rechten Winkel angewinkelt sein. Der Rücken sollte gerade liegen. Man kann auch den Bauchmuskel leicht nach unten drücken, bis der untere Rücken Kontakt mit dem Boden hat. Man erreicht durch Stufenlagerung geringeren Druck innerhalb der Bandscheiben, Erweiterung der Zwischenwirbellöcher und Entspannung des Ischiasnervs.

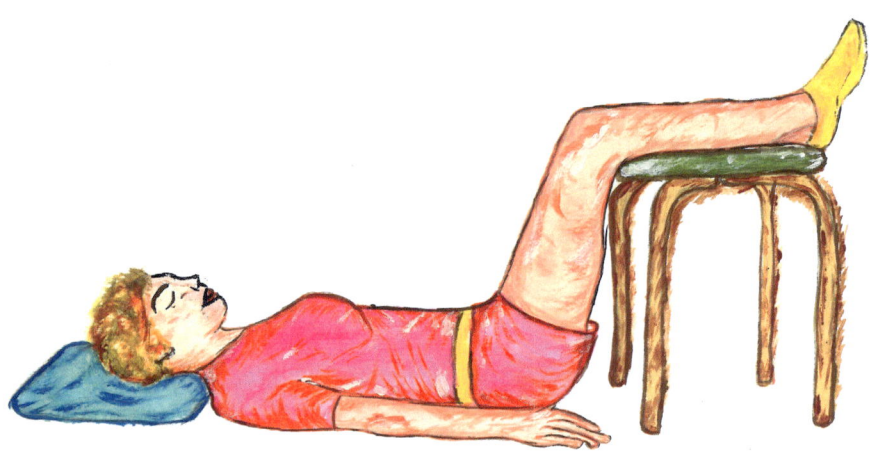

Zur Linderung des Schmerzes werden im Akutzustand der Bandscheibenvorfälle nicht-kortisonhaltige Präparate (NSAR) unter Magenschutz verabreicht. In schweren Fällen setzt man Kortison und Opiate zur Entzündungshemmung und Schmerzbekämpfung ein. Die systemische Gabe von Kortison in Form von Tabletten oder Injektionen in den Gesäßmuskel steht bei der Behandlung von Bandscheibenleiden im Hintergrund, ist aber als lokales Therapeutikum durch Umspritzung in bestimmten Wirbelsäulenstrukturen (Infiltration) unverzichtbar. So wird Kortison den Gesamtorganismus wenig belasten, weil es seine Wirkung lokal am Ort der Injektion entfaltet.

Beim akuten Stadium des Bandscheibenvorfalls kann physikalische Therapie verordnet werden.

Die physikalische Therapie nutzt natürliche Maßnahmen, um einen günstigen Einfluss auf die Körperfunktion zu nehmen. Mithilfe der physikalischen Therapie werden unter anderem folgende Therapieziele bei Bandscheibenleiden erreicht:

⇨ Schmerzbekämpfung,
⇨ Erhaltung und Verbesserung der Beweglichkeit, Belastbarkeit, Muskelkraft in der Wirbelsäule,
⇨ lokale Verbesserung von Durchblutung und Nährstoffversorgung und
⇨ Verbesserung der Reaktionsfähigkeit und der allgemeinen körperlichen Fitness.

Auch Heilgymnastik zur Unterstützung wird empfohlen. Heilgymnastik dient dazu, die verbleibenden körperlichen Einschränkungen möglichst gering zu halten, die Genesung zu beschleunigen. Der wichtigste Teil der Therapie ist das Rückenschulungsprogramm (Rückenschule). Unter Rückenschule versteht man das Erlernen von Übungen zum Muskelaufbau im Bereich des Rückens. Zusätzlich wird der Patient über Aufbau und die Funktion des Rückens aufgeklärt. In der Rückenschule erlernt der Patient Techniken zur Entlastung der Wirbelsäule in extremen Situationen. Besonders, wenn der Patient z. B. große Lasten tragen muss. Dieses Programm sollte mindestens 3–5 Wochen dauern, um ein gutes Ergebnis zu erreichen. Je nach Schwere des Bandscheibenvorfalls liegt der Erfolg der konservativen Therapie bei 70% bis 90%. Wenn nach mindestens 2–3 Wochen intensiver konservativer Therapien kein Erfolg zu verzeichnen ist, ist eine Operation empfehlenswert.

Bei dem stark ausgeprägten Bandscheibenvorfall kommt die offene Bandscheibenoperation zum Einsatz. Der Patient wird unter Vollnarkose in Bauchlage gelagert, die Beine werden angehockt, damit die Bandscheibenräume sich öffnen.

Therapie von Bandscheibenvorfällen

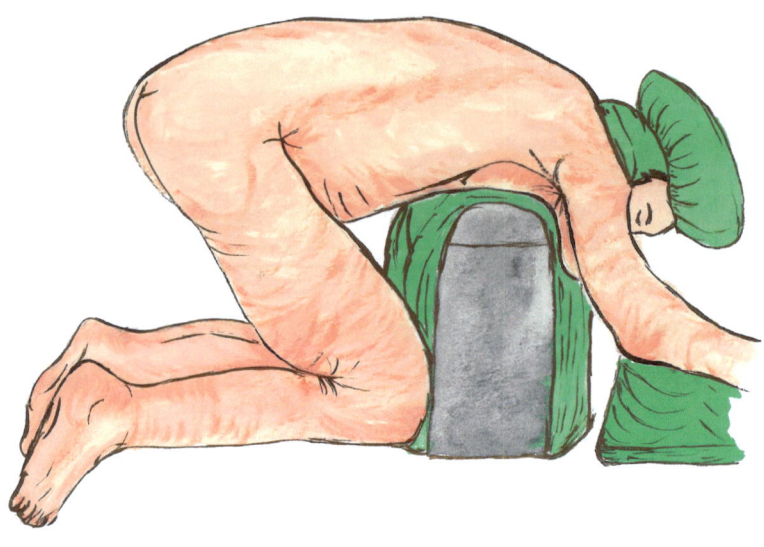

operative Lagerung

Ein vier bis fünf Zentimeter langer Schnitt über den Dornfortsätzen legt die Rückenmuskeln frei, die dann auseinandergeschoben werden können. Aus dem Wirbelbogen wird ein kleines Knochenstück entnommen. Danach kann der Chirurg den Wirbelkanal erreichen. Bei dieser Methode wird das Mikroskop bei der Operation herangezogen, und der Operateur sieht die Strukturen mit 16- bis 17-facher Vergrößerung. Der Operateur schiebt vorsichtig den Duralsack beiseite (Rückenmarkhaut mit den Nerven sog. Cauda equina) und hält ihn während der Entfernung des vorgefallenen Bandscheibengewebes. Das hintere Längsband wird eingeschnitten (möglichst längs durch Vorfall) und das nun vorgefallene Bandscheibengewebe wird entfernt.

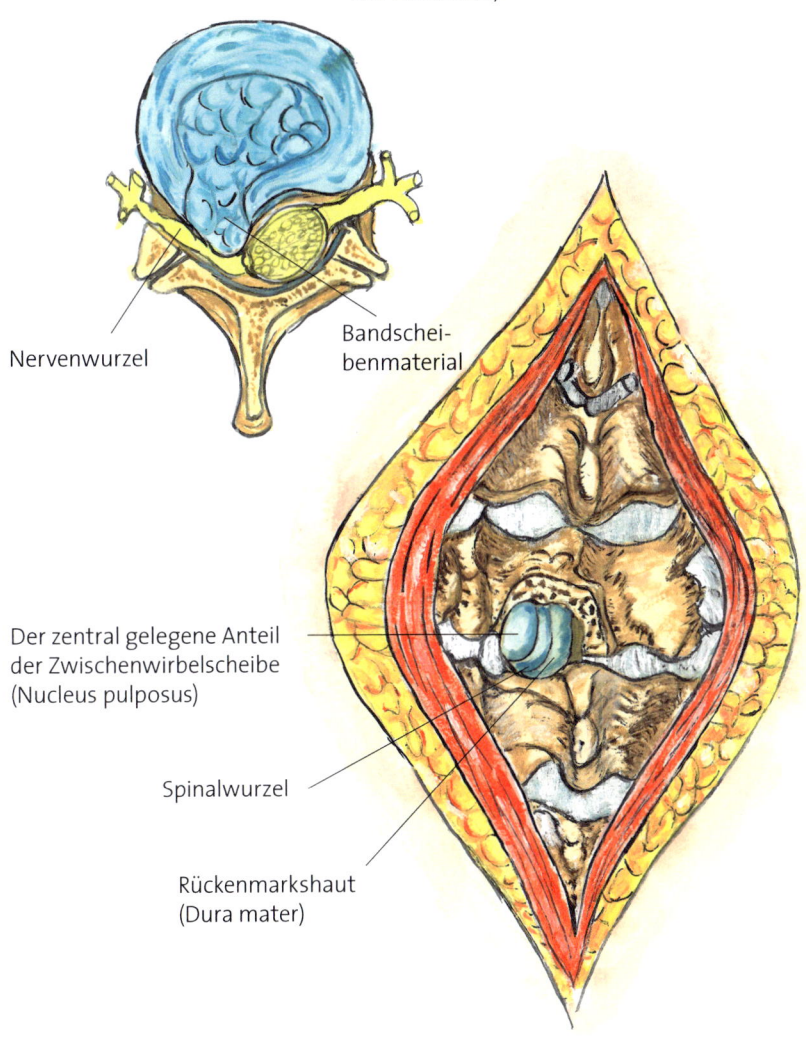

schematischer Querschnitt
(wie in der Querschnittszeichnung dargestellt komprimiert das Bandscheibenmaterial eine Nervenwurzel)

Nervenwurzel

Bandscheibenmaterial

Der zentral gelegene Anteil der Zwischenwirbelscheibe (Nucleus pulposus)

Spinalwurzel

Rückenmarkshaut (Dura mater)

Der Wundverschluss erfolgt schichtweise durch selbstauflösende Nähte. Die Haut wird mit speziellen kleinen Pflasterstreifen verklebt. Diese Methode eignet sich für alle Formen von Bandscheibenvorfällen. Nach der Operation wird dem Patienten eine aufbauende Heilgymnastik verordnet. Bei operierten Patienten sind leichte Arbeiten zwei Wochen postoperativ erlaubt, schwere körperliche Arbeiten dürfen erst nach dem Aufbau der Rückenmuskulatur mit Heilgymnastik beginnen. Der intensive Muskelaufbau der Rückenmuskulatur soll nach zwei bis drei Monaten erfolgen.

Es gibt verschiedene Operationsverfahren bei der Therapie von Bandscheibenvorfällen. Nicht jedes Verfahren ist für alle Formen von Bandscheinvorfällen geeignet. Bei den großen Bandscheibenvorfällen wird nach wie vor die offene Operationsmethode unter dem Mikroskop gewählt. Die Auswahl der geeigneten Methode hängt von der Ausdehnung und Lokalisation des Bandscheibenvorfalls ab. Die minimalinvasiven Verfahren sind die am wenigsten eingreifenden, schonenden Operationsverfahren und werden meist mit der Endoskopie gleichgesetzt.

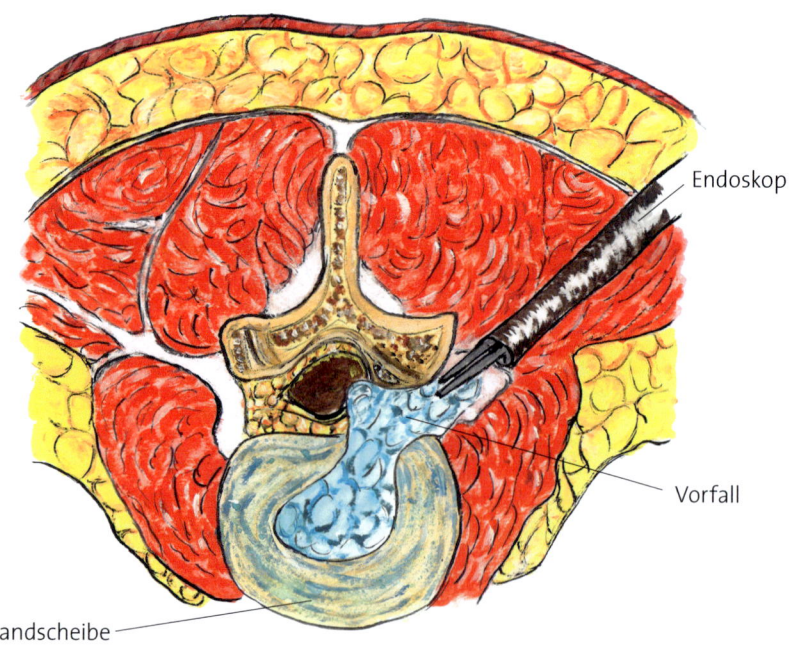

Bei den meisten dieser minimalinvasiven Verfahren wird versucht, das Bandscheibeninnere (Nukleus Pulposus) zu verkleinern. Dadurch zieht sich die Bandscheibe zurück und es erfolgt daraus weniger Druck auf die Nervenwurzel. Es gibt verschiedene Medien, die bei einer Verkleinerung der Bandscheiben zum Einsatz kommen. Es können Enzyme (Chymopapain), Strom, Laser und Ozon zum Einsatz kommen.

Glossar

akut: plötzlich auftretend, rasch und heftig verlaufend
Allergie: Überempfindlichkeit gegenüber Stoffen, die von außen mit dem Körper in Kontakt treten
ambulant: ohne dass der Patient ins Krankenhaus aufgenommen werden muss, nicht stationäre medizinische Versorgung
Analgetika: Synonym für Schmerzmittel
Anamnese: ausführliche Befragung zur Krankengeschichte
Anatomie: Lehre vom Bau des Körpers
Anulus fibrosus: Faserring, der die Zwischenwirbelscheibe (Bandscheibe) umringt
Antikoagulantien: gerinnungshemmende Substanz
Antiphlogistisch: entzündungshemmend
Anästhesie: Unempfindlichkeit gegen Schmerz, Temperatur und Berührungsreize
Arthrose: für eine Gruppe von rheumatischen Erkrankungen, die als degenerative Gelenkerkrankung bezeichnet wird
Atlas: der Atlas ist der erste freie, der oberste Wirbel der menschlichen Wirbelsäule; er besitzt keine keinen massiven Wirbelkörper; er hat die Gestalt eines Ringes, mit dem er das Rückenmark umschließt
Axis: der zweite Halswirbel; er hat einen Zahn, »Dens Axis«, der in die Lücke des ersten Halswirbels hineinragt
Bandscheibenprolaps: Bandscheibenvorfall
Bandscheibenprotrusion: inkompletter Bandscheibenvorfall, Vierwölbung der degenerierten, in dem äußeren Faserring aber noch intakten Bandscheibe aus ihrem Kern
Bandscheibensequestration: wird oft als Vorfall bezeichnet, hier haben ausgetretene Anteil des Vorfalls keinerlei Verbindung mit der ursprünglichen Bandscheibe
Bewegungssegment: die kleinste funktionelle Einheit der Wirbelsäule; besteht aus zwei benachbarten Wirbeln, der dazwischenliegenden Bandscheibe, den Wirbelgelenken und dem Bandapparat
Bildwandler: mobiles Röntgengerät zur Durchleuchtung
Biomechanik: befasst sich mit den Funktionen und Strukturen von Bewegungs-

apparaten, erforscht die Mechanik des Körpers, besonders die Kräfte der Muskeln und die Anziehungskraft (Gravitation) der Skelettstruktur
Blockwirbel: der Blockwirbel ist die teilweise oder völlige Verschmelzung von zwei oder mehreren Wirbelkörpern
BSR: Abkürzung für »Bizeps-Sehnen-Reflex«
BWS: Abkürzung für »Brustwirbelsäule«
Canalis vertebralis: Wirbelkanal
Cauda equina: Pferdeschwanz, Name für Nervenfaserbündel, das vom Ende des Rückenmarks nach unten den Lendenwirbelkanal ausfüllt
Cauda-Syndrom: Rückenmarkschädigung mit Lähmung der Beine
Cervikal: Halswirbelsäule betreffend
Chronisch: lang andauernd
CT: Computertomografie
Degeneration: Abnutzung, Verschleiß
Dekompression: Druckentlastung
Dermatom: ein Hautareal, das von einem Spinalnerv innerviert wird
Diagnose: Erkennung
Diagnostik: Strategien und Verfahren, die bei Erkrankungen angewendet werden um zu einer Diagnose zu gelangen
Discusprolaps: Bandscheibenvorfall
Discushernie: Bandscheibenvorfall, der Kern der Bandscheibe verrutscht und durchbricht den schützenden äußeren Faserring
Disektomie: operative Entfernung von Bandscheibengewebe
Dislokation: Verlagerung
Diszitis: Entzündung der Bandscheibe
Duralsack: Gewebeschicht, die das Rückenmark umhüllt; zwischen Duralsack und Rückenmark ist die Hirnflüssigkeit
Extremitäten: Arme, Hände, Beine, Füße
Fascie: wenig dehnbare Muskelhülle
Foramen: Loch, Kanal
Foramen intervertebralia: Zwischenwirbellöcher (Austrittsstellen der Spinalnerven)
Fraktur: Bruch
Fusion: Verblockung von Wirbelkörpern
Herniation: Bruchbildung
Hexenschuss: med. Lumbago; ein plötzlicher, stechender Schmerz im Rücken ohne Irritation des Ischiasnervs, der oft mit Lähmungen verbunden ist
HWS: Abkürzung für »Halswirbelsäule«
Idiopathisch: ohne bekannte Ursache

Inspektion: die äußerliche Untersuchung durch genaues Betrachten und Abtasten
Infiltration: ein gezieltes Anspritzen einer Struktur oder deren Umgebung
Ischialgie: Schmerzen im Verlauf des Ischiasnervs
Ischiasnerv: der längste und stärkste Nerv, der von Rückenmark abzweigt
konservative Maßnahme: Behandlungsformen mithilfe medikamentöser Therapie oder physikalischer Maßnahmen
Kontraindikation: Umstände, die eine Maßnahme verbieten
Kyphose: Wirbelsäulenkrümmung nach hinten
Laminektomie: Entfernung von einer oder mehreren Wirbelbögen samt der Dornfortsätze im Lendenbereich
Lasègue-Zeichen: der Name geht auf den französischen Arzt Ernest-Charles Lasègue zurück, beschreibt einen möglichen Dehnungsschmerz des Ischiasnervs
Ligament: Band
Ligamentum flavum: lat. »gelbes Band«; ist ein jeweils zwischen zwei Wirbeln gelegenes, die Wirbelsäule stabilisierendes Band
Lokalanästhesie (LA): örtliche Betäubung, wird zur regionalen Schmerzausschaltung angewandt
Lordose: Wirbelsäulenkrümmung nach vorne
Lumbal: den Lendenteil betreffend
LWS: Abkürzung für »Lendenwirbelsäule«
minimalinvasiv: beschreibt medizinische Methoden, die mit einem geringeren Eingriff herumkommen
Myelon: Rückenmark
Myelopathie: Erkrankung des Rückenmarks
MRT: Kernspintomografie
Muskelrelaxans: Mittel, das eine Muskelentspannung bewirkt
Neuroforamen: Nervenaustrittsöffnung zwischen zwei Wirbeln
Nozizeptoren: Schmerzmelder; das verzweigte Ende einer Nervenfaser, die sich auf Schmerzreize spezialisiert hat und an das Gehirn weiterleitet
Nucleus pulposus: zentraler Teil der Bandscheiben
physikalische Therapie: bei der physikalischen Therapie werden die körpereigenen Heilkräfte durch Anwendung von Wärme, Kälte und Elektrotherapie mobilisiert
Processus: Fortsatz
radikulärer Schmerz: Beim radikulären Schmerz wird die Nervenwurzel z. B. durch einen Bandscheibenvorfall gereizt
Rezeptor: eine spezialisierte Zelle, die spezifische Reize empfängt und weiterleitet

Rezidiv: Rückfall einer Krankheit
spinal: das Rückenmark betreffend
Spondylolisthesis: Wirbelgleiten
Stenose: Enge; angeborene oder erworbene Verengung
subakut: mäßig schnell oder relativ schnell, Zwischenstufe zwischen akut und chronisch